方剂学复习指导手册

主　编　左铮云　丁　舸　辛增平

中国中医药出版社
·北　京·

图书在版编目（CIP）数据

方剂学复习指导手册/左铮云，丁舸，辛增平主编. —北京：中国中医药出版社，2013.9（2018.6重印）

ISBN 978 – 7 – 5132 – 1586 – 2

Ⅰ．①方…　Ⅱ．①左…　②丁…　③辛…　Ⅲ．①方剂学 – 中医学院 – 教学参考资料　Ⅳ．①R289

中国版本图书馆 CIP 数据核字（2013）第 183936 号

中 国 中 医 药 出 版 社 出 版
北京市朝阳区北三环东路 28 号易亨大厦 16 屋
邮政编码　100013
传真　010 64405750
廊坊市三友印务装订有限公司
各地新华书店经销

开本 787×1092　1/32　印张 9.625　字数 197 千字
2013 年 9 月第 1 版　2018 年 6 月第 5 次印刷
书　号　ISBN 978 – 7 – 5132 – 1586 – 2
＊
定价　28.00 元
网址　www.cptcm.com

如有质量问题请与本社出版部调换　（010–64405510）

《方剂学复习指导手册》

编委会

主　编　左铮云　丁　舸　辛增平

副主编　姚凤云　聂建华

编　委　(按姓氏笔画排序)

左志琴　刘　静　刘端勇

孙有智　杨宜花　肖　勇

陈爱民　赵海梅　傅　杰

编写说明

为了便于学生复习《方剂学》，我们编写了《方剂学复习指导手册》一书，该书与全国中医药行业高等教育"十二五"规化教材《方剂学》相配套。

全书分为绪言、上篇总论与下篇各论三部分。绪言分别介绍方剂及方剂学的定义，以及学好方剂学的要点。上篇总论重点介绍方剂的基本理论，包括方剂的起源与发展、方剂与治法、方剂的分类、方剂的剂型、方剂的煎服法，以及方剂的组方原则与变化。下篇各论按功用将方剂分为解表剂、泻下剂等十八章。

每章首先提出教学目的与要求，每章方剂包括概述、正方、小结、复习思考题。

概述部分主要阐述本章方剂的定义、分类及使用注意事项。

正方主要是教学大纲中要求的掌握方，每首方剂包含来源、方歌、组成、功用、主治、方解、重点、难点等内容。

组成：在药物组成后，将有些方剂原方用法中有的药物写出，并以括号形式说明。

用量：每味药物的用量，先撰古代原方用量，再写现代药量，并用"g"表示。

主治：先列主治证，主治证较多时分列 1、2 等。每一主治证分别阐明病机、辨证要点。

方解：君、臣、佐、使药物配伍，用横线画出，清晰明确，简明扼要。

重点内容：对该方主要药物配伍、配伍特点、特殊用法、用量、使用注意等加以说明。

难点内容：对该方难点以问题形式提出，供学生思考。

小结：将掌握方与熟悉方进行总结比较。

复习思考题：题目内容涵盖教学大纲要求掌握、熟悉内容，且形式多样，既有选择题、填空题、问答题等，又有病案分析，并在书后附有参考答案。

目　　录

附录 复习思考题参考答案

绪　　言

【教学目的与要求】

1. 掌握方剂及方剂学的概念。
2. 明确方剂学的地位和重要性。
3. 掌握方剂学的学习方法。

一、方剂学概念

方剂学是以研究和阐明方剂的组方原理，方剂的配伍规律，以及临床应用为目的的一门学科。

二、地位和重要性

1. 方剂学是理、法、方、药的重要组成部分，是临床辨证论治的主要手段。

2. 方剂学是架于中医基础理论与临床之间的桥梁学科。

三、方剂概念

方剂是在辨证施治的前提下，根据病情，确立治法，选择药物，斟酌用量，决定剂型，规定用法，有机地组合而成的药方。

四、学习方剂学方法

1. 首明理法，善于联系。理法是制方的依据，在学习方剂过程中要把前面所学习过的中医基础、中医诊断、中药学知识联系起来，温故知新。

2. 重点记忆，强调方歌。学习古方，运用古方，首先需了解古方的组成，每一首方歌有诗韵、顺口、好记忆，往往包括组成、功用、主治。只有熟记方歌，才能在临床上做到胸有成竹，挥笔即来。

3. 通晓方理，运筹帷幄。"方理"即制方的理论，包含组方的原则和组方变化等。只有掌握这些制方理论，才能在应用方剂时，既发挥古方配伍严谨的一面，又可根据临床各种变证而灵活使用。

4. 明辨祖方，以一统十。古方众多，只有明晰和辨清祖方，才能了解由此衍化出的类方。例如，桂枝汤是仲景伤寒第一方，古人称为"群方之冠"，由桂枝汤衍化出的加减方如小建中汤、当归四逆汤、黄芪桂枝五物汤等。

5. 前后比较，融会贯通。只有辨清类似方剂在功用、主治上的异同点，才能融会贯通，运用自如。

上篇　总　论

第一章　方剂的起源与发展

【教学目的与要求】

1. 了解方剂学的发展概况
2. 掌握对方剂学发展影响较大的医书

方剂学的发展概况与代表著作

1. 形成：方剂的形成始于原始社会时期，劳动人民发现药物并用于治病，最初只是使用单味药，经多年的医疗实践，认识到用几味药配合起来治病效果更好，于是逐渐形成方剂。《针灸甲乙经》序："伊尹以亚圣之才，撰用神农本草，以为汤液。"故后世将伊尹尊为汤液的祖师，方剂的祖师。

2. 奠基：春秋战国时期。

（1）《五十二病方》大致成书于公元前 3 世纪早于《黄帝内经》时期，是我国现存最古老的一部方书，载方 283 首。

（2）《黄帝内经》成书于春秋战国，是我国现存最早的中医理论经典著作，载方 13 首。

3. 发展：两汉至明清时期。

（1）《伤寒杂病论》成书于公元 205～206 年，东汉·张仲景所著，被后世医家誉为"方书之祖"、"经方之祖"，载方 314 首。

（2）《肘后备急方》约成书于公元三世纪末，东晋·葛洪所著，收载价廉、易得、有效方剂于一书，以供急救之用。

（3）《千金备急要方》《千金翼方》成书于公元 652～682 年，唐·孙思邈编著，该书特点集唐代以前方剂之大成，前者载方 5300 首，后者载方 2900 首。

（4）《太平圣惠方》成书于公元 992 年，宋·王怀隐等编著，是历史上第一部由政府组织编写的方书，载方 16834 首。

（5）《太平惠民和剂局方》初刊于公元 1085 年，定型于公元 1252 年，是我国历史上第一部为政府编辑颁行的成药药典，载方 788 首。

（6）《伤寒明理论·药方论》成书于公元 1156 年，成无己所著，是第一部以君臣佐使剖析组方原理的著作，也是第一部有方解的著作，载方 320 首。

（7）《普济方》成书于 1306 年，明·朱橚编著，是现存古籍中载方量最多的方书，载方 61739 首。

（8）《医方集解》成书于 1406 年，清·汪昂编著，它开创了方剂功用分类方法的先河。

4. 成熟：近代以来，特别是新中国成立时期。

《方剂大辞典》由南京中医药大学主编，收录秦汉以来一直到 1986 年的医学文献中有方名的方剂共 96500 首，堪称当今方剂之大成。

第二章　方剂与治法

【教学目的与要求】

1. 掌握方剂与治法的关系。
2. 熟悉八法的基本内容。

一、方剂与治法的关系

方剂是在辨证立法的基础上，按照组方原则，将药物合理地、有机地组合在一起。

治法是指在治病过程中，根据病人的临床表现，通过辨证求因，审因论治而拟定的具体治疗方法，即"方从法出"、"法随证立"。

二者关系非常密切，治法是指导遣药组方和运用成方的依据，方剂则是体现和完成治法的主要手段。所以方剂的功用与治法是吻合的，"方即是法"。

二、常用治法

1. 八法

（1）来源：清·程钟龄的《医学心悟·医门八法》。
（2）内容：汗、吐、下、和、温、清、消、补。

2. 和法

和法是通过和解或调和的方法，使半表半里之邪，或脏腑、阴阳、表里失和之证得以解除的一种治法。有狭义和广义两种含义。

狭义和法：是指和解少阳，专治邪在半表半里少阳证的治法。

广义和法：是指调和脏腑、气血、阴阳、寒热、表里的方法，适用于肝脾不和、寒热错杂、气血营卫失和等证。

3. 消法

消法是通过消导或散结作用使停留于体内的气、血、痰、食、水、虫渐消缓散的方法。有狭义和广义两种含义。

狭义消法：单指消食化积以治食积内停的方法，适用于饮食停滞证。

广义消法：包括理气、活血祛瘀、祛痰、消食、祛湿、驱虫、消痈等法。适用于气滞血瘀，癥瘕积聚，水湿内停，痰饮不化，疳积虫积等证。

第三章　方剂的分类

【教学目的与要求】

1. 了解历代有关方剂的分类方法及其主要代表著作。
2. 掌握"七方"、"十剂"的内容与含义。

一、分类方法

1. 病证分类法

代表著作有《五十二病方》《伤寒杂病论》《外台秘要》《太平圣惠方》《普济方》。

2. 组成分类法

代表著作有《黄帝内经》。

3. 脏腑分类法

代表著作有《千金方》。

4. 病因分类法

代表著作有《三因极一病证方论》。

5. 治法分类法

代表著作有《伤寒明理论》《景岳全书》《医学心悟》。

6. 综合分类法

代表著作有《医方集解》《成方切用》《成方便读》。

二、七方

1. 来源

《黄帝内经》是最早的方剂分类方法。

2. 内容

大、小、缓、急、奇、偶、复。

3. 含义

（1）大方：药味多或药量重，用于邪气壅盛病证的方剂。

（2）小方：药味少或药量轻，用于邪气轻浅病证的方剂。

（3）缓方：药力和缓，用于慢性虚弱病证的方剂。

（4）急方：药力峻猛，用于扶危救急的方剂。

（5）奇方：组方用药单数的方剂。

（6）偶方：组方用药偶数的方剂。

（7）复方：两方或数方相合，用于复杂病证的方剂。

三、十剂

1. 来源

始于唐·陈藏器的《本草拾遗》，明确提出者是《伤寒明理论》。

2. 内容

宣、通、补、泄、轻、重、滑、涩、燥、湿。

3. 含义

（1）宣剂：具有行气、活血、消食之功，能治气滞、血瘀、食积等病证的方剂。

（2）通剂：具有通利小便之功，能治水饮痰滞病证的方剂。

（3）补剂：具有补虚扶正之功，能治正气虚弱病证的方剂。

（4）泄剂：具有通便攻邪之功，能治肠胃里实病证的方剂。

（5）轻剂：具有轻开肌表腠理之功，能治风寒表实证的方剂。

（6）重剂：具有重镇安神之功，能治神志不安病证的方剂。

（7）滑剂：具有润滑肠道之功，能治津亏肠燥积滞病证的方剂。

（8）涩剂：具有固涩正气之功，能治正气耗散滑脱不禁病证的方剂。

（9）燥剂：具有苦燥中湿之功，能治湿阻中焦病证的方剂。

（10）湿剂：具有养阴润燥之功，能治阴虚津亏内燥病证的方剂。

第四章　方剂的剂型

【教学目的与要求】

了解常用剂型的种类、制法与临床意义。

一、传统剂型

1. 汤剂

是将药物饮片加水或酒浸泡后，再煎煮一定时间，去渣取汁而成的液体剂型。其吸收快，作用强，便于加减。

2. 散剂

是将药物粉碎，混合均匀，制成粉末状制剂，可供内服或外用。散剂粉末颗粒的粒径小，容易分散，起效快；外用散剂的覆盖面积大，可发挥保护和收敛作用；制备工艺简单，剂量易于控制，便于婴幼儿服用。

3. 丸剂

是将药物研成细粉或药材提取物，加适宜的黏合剂制成球形的固体剂型。水丸吸收较快；糊丸释药缓慢，适用于含毒性成分或药性剧烈成分的处方；蜡丸缓释、长效，且可达到肠溶效果，适合毒性和刺激性较大药物的处方；浓缩丸服用剂量较小。

4. 膏丸

是将药物用水或植物油煎熬去渣而成的剂型。内服有流浸膏、浸膏、煎膏。外用膏有软膏、硬膏。

5. 酒剂

是将药物用白酒或黄酒浸泡，或加温隔水炖煮，去渣取液供内服或外用。酒剂较易吸收。小儿、孕妇及对酒精过敏者不宜服用。

6. 丹剂

有内服与外用二种。内服没有固定剂型，有丸剂，也有散剂。每以药品贵重或药效显著的称"丹"。

二、现代剂型

1. 冲剂

是将药材提取物加适量赋形剂或部分药物细粉制成的干燥颗粒状或块状制剂，用时以开水冲服。颗粒剂既保持了汤剂作用迅速的特点，又克服了汤剂临用时煎煮不便的缺点。口味较好，体积小，易吸潮。

2. 片剂

是将药物细粉或药材提取物与辅料混合压制成的片状制剂。其质量较稳定，便于携带和使用。

3. 糖浆剂

是将药物煎煮、去渣取汁浓缩后，加入适量蔗糖溶解制成的浓蔗糖水溶液。比较适宜儿童用药，糖尿病患者慎用。

4. 口服液

是将药物用水或其他溶剂提取，经精制而成的内服液体制剂。其口感较好，近年来无糖型口服液逐渐增多。

5. 注射剂

是将药物经过提取、精制、配制等步骤而制成的灭菌溶液、无菌混悬液或供配制成液体的无菌粉末，供皮下、肌肉、静脉注射的一种制剂。有剂量准确、药效迅速、不受消化系统影响的特点，适用于急、重患者的急救使用。

第五章 方剂的煎服法

【教学目的与要求】

1. 掌握汤剂的煎法。
2. 熟悉服药时间与服药方法。

一、煎药法

1. 煎药用具

瓦罐、砂锅。

2. 煎药用水

洁净的冷水，或水酒合煎。

3. 煎药火候

一般先用武火，沸腾后即用文火。

4. 煎药方法

煎药前，先将药物浸泡 20～30 分钟之后再煎煮。在煎煮的过程中，应注意特殊药物的煎法。

5. 特殊药物的煎法

先煎：介壳与矿物类药物，应打碎先煎。如白虎汤中石膏宜打碎先煎。

后下：某些气味芳香的药物只煎 5～6 分钟即可，故煎时应后下。如桑菊饮中薄荷应后下。

包煎：某些药物煎煮后药液混浊，或对咽喉有刺激作用，以及易于粘锅的药物，如黄土汤中灶心土应包煎。

单煎：某些贵重药物，为了避免其有效成分被其他药物吸收，可切片单煎取汁，再与其他药液和服。如生脉散中人参应单煎。

溶化：胶质、黏性大而且容易溶解的药物，应单独溶化，趁热与煎好的药液和服、顿服或分服，以免因其性黏而影响其他药物的煎煮。如炙甘草汤中阿胶。

冲服：某些芳香或贵重药物，不宜加热煎煮的，应研为细末，用药液或温开水冲服。如犀角地黄汤中犀角。

二、服药法

1. 服药时间

一般情况下，每日 2 次，上午 1 次，下午 1 次。病在上焦，宜食后服；病在下焦，宜食前服。补益方或泻下方，宜空腹服；安神方，宜临睡前服；对胃肠有刺激的方，宜食后服。

2. 服用方法

服用汤剂，每日 1 剂，分 2 次温服。

3. 药后调理

服解表剂后，当饮热稀粥，以助药力。服泻下剂后，应注意饮食，不宜进生冷难消化的食物，以免影响脾胃的运化。

4. 药后宜忌

（1）疾病对饮食的宜忌：如水肿病少食盐；消渴忌糖。

（2）含地黄的方剂忌食萝卜；有土茯苓的方剂忌茶叶；服荆芥时，宜忌河豚与无鳞鱼等。

第六章　方剂的组方原则与变化

【教学目的与要求】

1. 掌握君臣佐使组方原则的含义。
2. 掌握成方变化的三个形式。

一、方剂的组方优点

1. 增强药物功效，提高临床疗效。
2. 调和偏性，制其毒性，提高用药的安全性。
3. 随症合药，扩大治疗范围，适应复杂病情的需要。
4. 控制多功能单味中药的作用趋向。
5. 不产生抗药性。

二、方剂的组方原则

1. 来源

《素问·至真要大论》："主病之为君，佐君之为臣，应臣之为使。"

2. 含义

君药：针对主病或主证起主要治疗作用的药物，是方中不可缺少的主药。

说明：

①药味不宜太多，一般 1~2 味为佳。

②用量一般宜大。

③选择君药的原则：标缓时针对主病，标急时针对主症。

臣药：增强君药的药效，起辅助治疗作用的药物；针对兼病或兼证起治疗作用的药物。

说明：

①药力小于君药。

②与君药的配伍表现为相须或相使

③配伍不同的臣药决定君药不同的作用趋势。

佐药：

佐助药：配合君、臣药以加强治疗作用，或治疗次要兼证的药物。

佐制药：监制君、臣药物的毒、烈之性，达到药用安全目的的药物。

反佐药：与君药性味或作用相反而又能在治疗中起相成作用的药物。

说明

①药力小于臣药。

②用量宜轻。

③根据病情和制方需要选用不同的佐药。

使药：

引经药：能引方中诸药以达病所的药物。

调和药：具有调和诸药作用的药物。

3. 意义

组方原则是组方的模式，使组方用药有主有次，重点突出，全面兼顾，用药准确，针对性强，用药多而不杂，少而精要，提高处方用药质量。

4. 举例

患者主诉：近几天发热，恶寒，头痛，肢节酸楚疼痛，口苦微渴，苔白，脉浮。

辨证：外感风寒湿邪，兼有里热。

立法：解表散寒，祛风除湿，兼清里热。

选方：九味羌活汤。

君　羌活——祛风散寒除湿

臣　防风、苍术——发汗散寒，祛风除湿，助君药
　　　　　　　　　作用

佐　细辛、川芎、白芷——散风寒，宣湿痹，止痹痛，
　　　　　　　　　　　　配合君臣药以加强治疗
　　　　　　　　　　　　作用

　　黄芩、生地——治兼症之热，又制辛温药温燥
　　　　　　　　　之性

使　甘草——调和诸药

三、方剂的组成变化

1. 组方变化的依据

（1）病情的复杂性。

（2）体质的强弱。

（3）年龄的大小。

（4）性别的不同。

（5）季节、气候的差异。

（6）地区用药习惯。

2. 组方变化的形式

（1）药味加减变化

①佐使药的加减：主药主症不变，随次要兼症的不同而加减。如桂枝汤变为桂枝加厚朴杏子汤。

②臣药的加减：主药不变，随配伍臣药的变化而主症、功效发生变化。如麻黄汤变为三拗汤。

（2）药量的增减变化：药物组成相同，由于药量增减变化，使功效主治均发生变化。如桂枝汤变为桂枝加桂汤、桂枝加芍药汤（表6–1）。

表6–1　桂枝汤、桂枝加桂汤、桂枝加芍药汤的鉴别

方剂名称	药物、用量、配伍				功用	主治病证
	君	臣	佐	使		
桂枝汤	桂枝三两	白芍三两	大枣十二枚生姜三两	甘草二两	解肌发表调和营卫	外感风寒表虚证
桂枝加桂汤	桂枝五两	白芍三两	同上	同上	温通心阳平冲降逆	心阳虚弱，寒水凌心之奔豚
桂枝加芍药汤	桂枝三两	白芍六两	同上	同上	调和肝脾缓急止痛	肝脾不和之腹痛

（3）剂型的更换变化：药物组成、用量相同，而剂型不同，其作用亦异，这种差异表现在药力大小与峻缓的区别上，适应病势缓急不同。如理中丸和人参汤、抵当汤与抵当丸。

【难点】

1. 君、臣、佐、使的含义是如何发展的？

2. 什么叫正治？反治与反佐有何不同？各举例说明。

3. 古今药量换算的原则是什么？

复习思考题

一、单项选择题

1. 我国现存最古老的一部方书是 （　　　）
   - A. 《千金要方》
   - B. 《外台秘要》
   - C. 《伤寒杂病论》
   - D. 《五十二病方》
   - E. 《黄帝内经》

2. 第一部以君臣佐使剖析组方原理的著作是 （　　　）
   - A. 《黄帝内经》
   - B. 《伤寒杂病论》
   - C. 《伤寒明理论·药方论》
   - D. 《医方考》
   - E. 《医方集解》

3. 第一部由政府编制发行的成药典是 （　　　）
   - A. 《太平圣惠方》
   - B. 《圣济总录》
   - C. 《和剂局方》
   - D. 《普济方》
   - E. 《肘后备急方》

4. 我国现存古籍中最大的方书是 （　　　）
   - A. 《五十二病方》
   - B. 《伤寒杂病论》
   - C. 《千金要方》
   - D. 《普济方》
   - E. 《医方集解》

5. 被称为"方书之祖"的是 （　　　）
   - A. 《五十二病方》
   - B. 《伤寒杂病论》
   - C. 《黄帝内经》
   - D. 《千金要方》
   - E. 《肘后备急方》

6. 载有方剂 13 方的医著是 （　　　）
   - A. 《伤寒明理论·药方论》
   - B. 《和剂局方》

    C. 《黄帝内经》   D. 《医学心悟》

    E. 《医方集解》

7. 古医籍中系统论述"八法"的是（　　　）

    A. 《千金要方》   B. 《黄帝内经》

    C. 《和剂局方》   D. 《伤寒杂病论》

    E. 《医学心悟》

8. 系统论述"八法"的医家是（　　　）

    A. 成无己   B. 张仲景

    C. 程钟龄   D. 葛洪

    E. 张景岳

9. 下列不属于"十剂"内容的是（　　　）

    A. 清下   B. 宣通

    C. 燥湿   D. 补轻

    E. 重滑

10. 煎药用具以哪种更适宜（　　　）

    A. 金制用具   B. 铜制用具

    C. 铝制用具   D. 铁制用具

    E. 陶瓷用具

11. 矿石贝壳类药物煎药时宜（　　　）

    A. 先煎   B. 后下

    C. 包煎   D. 单煎

    E. 另炖

12. 引经药属于方剂组方原则中的（　　　）

    A. 君药   B. 臣药

    C. 佐药   D. 使药

    E. 以上都不是

13. 君药的含义是（　　　）

　　A. 针对主病或主证起主要治疗作用的药物

　　B. 治疗主病和兼证的药物

　　C. 治疗主证和次要症状的药物

　　D. 针对病因和兼证的药物

　　E. 直接治疗次要症状的药物

14. 佐药错误的含义是（　　　）

　　A. 针对兼病和兼证起主要治疗作用

　　B. 消减君臣药物的毒烈之性

　　C. 加强君臣药物的治疗作用

　　D. 治疗次要兼证

　　E. 起反佐作用

15. 四逆汤变为通脉四逆汤属于（　　　）

　　A. 药量的增减变化　　　　B. 药味的增减变化

　　C. 剂型更换的变化　　　　D. 药物配伍的变化

　　E. 以上都不是

二、问答题

1. 试述方剂学的含义及其在中医学中的地位。

2. 详细阐明药物通过配伍组成方剂后有何优点。

3. 怎样组织新方？怎样运用成方？

4. 举例说明佐药的含义。

5. 试述剂型、煎法、服法对方剂功效有何影响？举例说明之。

下篇　各　论

第七章　解表剂

【教学目的与要求】

1. 熟悉解表剂的概念、适用范围、分类及使用注意。

2. 掌握麻黄汤、桂枝汤、九味羌活汤、小青龙汤、银翘散、桑菊饮、麻黄杏仁甘草石膏汤、败毒散。

3. 熟悉止嗽散、参苏饮。

概述

1. 概念：凡是以解表药为主组成，具有发汗、解肌、透疹、解毒、消肿等作用，用治表证的方剂，称为解表剂。

2. 分类及代表方

（1）辛温解表剂：代表方如麻黄汤、桂枝汤、九味羌活汤、小青龙汤。

（2）辛凉解表剂：代表方如银翘散、桑菊饮、麻杏甘石汤。

（3）扶正解表剂：代表方如败毒散。

3. 使用注意

（1）煎服及护理方法

①不宜久煎：宜武火急煎，勿过煮。

②药宜温服：必要时，服药后饮热水，或啜热稀粥，加衣被，助其发汗，使表邪尽出。

③发汗有度，不可太过：服药后以遍身微微有汗为佳，不可使汗出太过或汗出不彻。

④慎饮食，避风寒：服用解表剂应忌食生冷、油腻食物，以免有碍胃气；发汗后往往表气虚弱，故应加衣被，避风寒，防止重感。

⑤中病即止：不可过服。

（2）因时因地因人制宜：南方人、夏季，以及年龄幼小、禀赋薄弱者，腠理疏松，易于出汗，不宜峻烈发汗，亦不可用量过重；北方人、冬季及体质壮实者，用量可重，也可峻剂发汗。

（3）使用原则：表邪未解，又有里证，应先解表后治里，或表里双解。

（4）禁忌证：外邪入里、麻疹已透、疮疡已溃、虚证水肿、吐泻失水等均不宜用。

第一节　辛温解表剂

麻黄汤

《伤寒论》

麻黄汤中用桂枝，杏仁甘草四般施，
发热恶寒头项痛，喘而无汗服之宜。

【组成】麻黄三两（9g）　桂枝二两（6g）　杏仁七十个（6g）　炙甘草一两（3g）

【功用】 发汗解表，宣肺平喘。

【主治】 外感风寒表实证。

（1）病机：风寒郁表，肺失宣降。

（2）辨证要点：恶寒重，发热重，无汗，舌苔薄白，脉浮紧。

【方解】

君 麻黄——发汗解表，宣肺平喘

臣 桂枝——温经散寒，透达营卫

佐 杏仁——降利肺气，止咳平喘

使 炙甘草——调和诸药

【重点】

（1）主要配伍：麻黄配桂枝，而且麻黄、桂枝的用量比例一定是3∶2。

（2）配伍要点：一为麻、桂相须，既发卫气之郁以开腠理，又透营分之郁以和营卫。二药配伍，透达营卫，从而祛除营卫一切风寒之邪，故发汗解表之功益彰。二为麻、杏相使，宣降相因，则宣肺平喘之效甚著。

（3）使用注意：本方为辛温发汗之峻剂，故《伤寒论》对"疮家"、"淋家"、"衄家"、"亡血家"，以及外感表虚自汗、血虚而脉兼"尺中迟"、误下而见"身重心悸"等，虽有表寒证，亦皆禁用。

【难点】

1. 脉数可否用麻黄汤？

2. 麻黄汤中为何不用生姜、大枣以增强安内攘外之功？

3. 为什么麻黄先煮去上沫？

桂枝汤
《伤寒论》

桂枝汤治太阳风，芍药甘草姜枣同，
解肌发表调营卫，表虚自汗此为功。

【组成】桂枝去皮，三两（9g）　芍药三两（9g）　甘草炙，二两（6g）　生姜切，三两（9g）　大枣擘，十二枚（3g）

【功用】解肌发表，调和营卫。

【主治】外感风寒表虚证。

（1）病机：风寒客表，营卫不和（卫强营弱）。

（2）辨证要点：恶风，发热，汗出，苔薄白，脉浮缓。

【方解】

君　桂枝——解肌发表，祛在表风邪，助卫阳
　　　　　——治卫强

臣　芍药——益阴敛营，收敛外泄之营阴——治营弱

佐　生姜——助桂枝以解表，和胃止呕
　　大枣——助白芍以和营，补脾生津

　　　　　　　与桂枝配伍，辛甘化阳以助阳
使　炙甘草 ＜—与白芍配伍，酸甘化阴以助阴
　　　　　　　调和诸药

【重点】

（1）主要配伍：桂枝配芍药，二者的用量比例一定是1：1。

（2）桂枝和白芍的配伍意义桂枝发表通阳调卫，白芍酸寒敛阴和营，合而一表一里，一阴一阳，一散一收，共

奏调和营卫之功。

（3）用法：药后饮热稀粥，以助药力；保暖取微汗，使遍身微微有汗，不可大汗淋漓；汗出即停药；病未愈，守方继服；禁生冷、酒肉、酸、五辛、臭恶等物。

（4）有汗为什么还要发汗：此方证之出汗是病理的表现，称病汗。桂枝汤的发汗是治病的方式，称药汗，通过药汗来祛除病汗。如不发汗，则邪气不去，自汗终不能止。而运用本方发汗，可使邪去正安，营卫得和，自汗得止，故虽已自汗，仍应本"其有邪者，渍形以为汗"的原则微发其汗。

（5）药汗与病汗的区别："药汗"遍身出汗，汗本身有热感；为药后瞬时所出，汗后全身舒畅，精神好转。"病汗"多局部出汗，且带凉意；出汗持续时间长，汗出多黏滞不爽，且时有时无。

【难点】

1. 卫强营弱的含义是什么？

2. 桂枝汤中桂枝与白芍的比例为 1∶1，如果两者比例不同行吗？

九味羌活汤

《此事难知》引张元素方

九味羌活用防风，细辛苍芷与川芎，

黄芩生地同甘草，分经论治此方通。

【组成】羌活一两半（9g） 防风一两半（9g） 苍术一两半（9g） 细辛五分（3g） 川芎一两（6g） 香白芷一两（6g） 生地黄一两（6g） 黄芩一两（6g） 甘草一

两（6g）

【功用】发汗祛湿，兼清里热。

【主治】外感风寒湿兼里热之证。

（1）病机：风寒湿邪郁表，经络气血不利，蕴热于里。

（2）辨证要点：恶寒发热，无汗头痛，肢体酸楚重痛，口苦而渴，脉浮紧。

【方解】

君　羌活——散风寒湿邪而镇痛

臣　防风——祛风除湿，散寒止痛

　　苍术——发汗除湿，防湿内侵

佐　细辛、白芷、川芎——散寒祛风，宣痹止痛

　　黄芩、生地——清泄里热，又防辛温燥烈伤阴

使　炙甘草——调和诸药

【重点】

（1）配伍特点

①本方升散药与清热药结合使用，使辛燥不伤阴，清滋不碍邪，四时外感皆可使用。

②该方体现了分经论治的思想，羌活治太阳，白芷治阳明，黄芩治少阳，苍术治太阴，细辛治少阴，川芎治厥阴，六经兼备。汪昂称本方是："药备六经，治通四时。"

（2）方中各药的用量：原书无用量，现代用量酌情使用。原书用法为"当视经络前后左右之不同，从其多少大小轻重之不一，增损用之，其效如神，此即心传口授"，意指临证时需根据病邪所在部位的不同而灵活的增减方中相应药物的用量。

【难点】

生地的配伍意义是什么？

小青龙汤

《伤寒论》

小青龙汤最有功，风寒束表饮停胸，

辛夏甘草和五味，姜桂麻黄芍药同。

【组成】麻黄去节，三两（9g）　芍药三两（9g）　细辛三两（6g）　干姜三两（6g）　甘草炙，三两（6g）　桂枝去皮，三两（9g）　半夏洗，半升（9g）　五味子半升（6g）

【功用】解表散寒，温肺化饮。

【主治】外寒里饮证。

（1）病机：风寒袭表，引动内饮，肺失宣降。

（2）辨证要点：恶寒发热无汗，喘咳痰白清稀，苔白滑，脉浮。

【方解】

君　麻黄、桂枝——解表散寒，宣肺平喘

臣　干姜、细辛——温肺化饮

佐　半夏——温化寒痰，降逆平喘

　　五味子——收敛肺气

　　白芍——养血和营，监制姜、辛、夏之温燥，以防伤阴

使　炙甘草——调和诸药

【重点】

（1）配伍特点：本方散中有收（麻桂与白芍）、开中有合（姜辛夏与五味子）、宣中有降（麻黄与半夏），如此

配伍，使散邪不伤正，护正不留邪。

（2）作用特点：本方既可外散风寒，又可内化水饮，但二者之间以温化寒饮为主。其原因有二：一是从方中药味上来看，解表药有三味（麻、桂、辛），化饮药有四味（桂、姜、夏、辛），整体上来说本方的化饮力较解表力为甚；二是方中的收敛药物（五味子、白芍）在一定程度上又监制麻、桂、辛的发散之性，使得其发汗力受到一定程度的制约。

【难点】

1. 五味子的配伍意义是什么？
2. 白芍的配伍意义有哪些？

第二节　辛凉解表剂

银翘散

《温病条辨》

银翘散主上焦疴，竹叶荆蒡豉薄荷，

甘桔芦根凉解法，清疏风热煮无过。

【组成】连翘一两（30g）　银花一两（30g）　苦桔梗六钱（18g）　薄荷六钱（18g）　竹叶四钱（12g）　生甘草五钱（15g）　芥穗四钱（12g）　淡豆豉五钱（15g）　牛蒡子六钱（18g）　（原方用法中有鲜苇根）

【功用】辛凉透表，清热解毒。

【主治】外感风热表证之重证（温病初起）。

（1）病机：温热袭表，热毒内传。

（2）辨证要点：发热恶寒，口渴，咽痛，舌尖红，脉浮数。

【方解】

君　金银花、连翘——疏散风热，清热解毒，辟秽
　　　　　　　　　　化浊

臣　薄荷、牛蒡子——疏散风热，清利头目，解毒
　　　　　　　　　　利咽

　　荆芥穗、豆豉——解表散邪

佐　芦根、竹叶——清热生津

　　桔梗——开宣肺气，止咳利咽

使　生甘草——调和诸药，合桔梗利咽止咳

【重点】

（1）配伍特点：一是辛凉之中配伍少许辛温之品，既
有利于透邪，又辛而不烈，温而不燥，无伤津之弊；二是
疏散风热药与清热解毒之品相伍，具有外散风热、兼解毒
之功，构成清疏兼顾之剂。

（2）用法：煮散用法，勿过煮。

（3）豆豉性温还是性寒：以青蒿、桑叶炮制者，性凉；
以麻黄、苏叶炮制者，性温。本方豆豉为辛温之品。

【难点】

银翘散主治温病初起，为何用辛温之荆芥、豆豉？

桑菊饮

《温病条辨》

桑菊饮中桔杏翘，芦根甘草薄荷饶，

清疏肺卫轻宣剂，风温咳嗽服之消。

【组成】桑叶二钱五分（7.5g）　菊花一钱（3g）　杏

仁二钱（6g）　连翘一钱五分（5g）　薄荷八分（2.5g）
苦桔梗二钱（6g）　生甘草八分（2.5g）　苇根二钱（6g）

【功用】疏散风热，宣肺止咳。

【主治】外感风热表证之轻证（风温初起）。

（1）病机：邪在肺卫，清肃无权。

（2）辨证要点：身热不甚，咳嗽，口微渴，舌尖边红，脉浮数。

【方解】

君　桑叶——疏散风热，清透肺热，止咳
　　菊花——疏散风热，清利头目

臣　薄荷——辛凉解表，助桑、菊以疏散风热
　　杏仁——降肺止咳
　　桔梗——宣肺化痰止咳

佐　连翘——透表散邪，清热解毒
　　芦根——清热生津

使　生甘草——调和诸药，合桔梗利咽止咳

【难点】

为何于众多轻宣上焦风热的药物中选择桑菊为本方主体？

麻黄杏仁甘草石膏汤

《伤寒论》

仲景麻杏甘石汤，辛凉宣肺清热良，

邪热壅肺咳喘急，有汗无汗均可尝。

【组成】麻黄去节，四两（9g）　杏仁去皮尖，五十个（9g）　甘草炙，二两（6g）　石膏碎，绵裹，半斤（18g）

【功用】辛凉宣泄，清肺平喘。

【主治】表邪未解，肺热咳喘证。

（1）病机：邪热壅肺，宣降失司。

（2）辨证要点：咳喘，身热口渴，苔薄黄，脉浮数。

【方解】

君　麻黄——辛散表邪，宣肺平喘

　　　石膏——辛凉解肌，清泻肺热

臣　杏仁——降气平喘

使　炙甘草——调和诸药

【重点】

（1）方中为何以石膏与麻黄二药为君：本方主治表邪未解，肺热咳喘证，只有麻、膏相配才能切合病机，体现治法。一方面若表邪未解，化热犯肺时，法应清疏兼顾，方符合辛凉解表剂的要求；另一方面，即使表邪已解，肺热壅盛时，亦应清宣合用，方为合拍。方中麻黄散风宣肺，石膏清泻肺热，二者相制配伍，才能切合病情，故二药共为君药。

（2）配伍特点：寒热并用，清宣并施，宣降结合，以清为主；宣肺与降气结合，以宣为主。共成辛凉疏表，清肺平喘之功。

【难点】

试述本方证中有汗或无汗的病理意义。

第三节　扶正解表剂

败毒散

《太平惠民和剂局方》

人参败毒茯苓草，枳桔柴前羌独芎，

薄荷少许姜三片，时行感冒有奇功。

【组成】柴胡去苗　前胡去苗，洗　川芎　枳壳去瓤，麸炒　羌活去苗　独活去苗　茯苓去皮　桔梗　人参去芦　甘草各三十两（900g）　（原方用法中有生姜、薄荷）

【功用】散寒祛湿，益气解表。

【主治】正气不足，外感风寒湿邪之证。

（1）病机：素体气亏，邪郁肌腠。

（2）辨证要点：憎寒壮热，头项肢体酸楚重痛，无汗，脉浮重按无力。

【方解】

君　羌活、独活——祛风散寒，除湿止痛

臣　川芎——行气活血，祛风止痛

　　柴胡——解肌透邪

佐　桔梗、枳壳、前胡——宣肺利气，止咳化痰

　　茯苓——健脾渗湿

　　人参——补气扶正；散中有补，不致耗伤真元

　　生姜、薄荷——辛散解表，助羌、独祛邪

使　炙甘草——调和诸药

【重点】

（1）逆流挽舟法：是一种比较特殊的治法，从字面上

解释是指挽船逆水流而上的方法。此处是指使用本方治疗外感风寒湿邪，表证未解，寒湿外邪内陷而成痢疾，使陷里之邪还从表而出，从而使痢疾停止的治法，称为"逆流挽舟"法。

（2）配伍特点：扶正药与祛邪药同用，构成邪正兼顾、祛邪为主的配伍形式，从而达到祛邪不伤正、扶正不留邪的目的，因此对虚人外感者较为贴切。

【难点】

1. 表邪陷里的痢疾是如何形成的？

2. 方中人参的配伍意义是什么？

【小结】

表 7-1　解表剂方比较

方名	相同点	不同点
麻黄汤	辛温解表	发汗重剂。主治外感风寒表实证兼有咳喘
桂枝汤		发汗作用较弱，但可调和营卫。主治外感风寒表虚证
九味羌活汤		发汗平剂。主治外感风寒湿邪兼有里热证
小青龙汤		发汗力偏重。主治素有寒饮，又外感风寒之证
止嗽散		发汗力轻。主治多种咳嗽
银翘散	辛凉解表	辛凉平剂，解表力强，且善清热解毒。主治风热犯卫之重证
桑菊饮		辛凉轻剂，解表力轻，重在宣肺止咳。主治风热犯肺之咳嗽
麻杏甘石汤		辛凉重剂，清宣肺热。主治外邪入里所致的肺热喘咳证

续表

方名	相同点	不同点
败毒散	扶正解表	散寒祛湿，益气解表。主治体虚外感风寒湿之表证
参苏饮		益气解表，理肺化痰。主治气虚外感风寒，兼有痰阻气滞证

复习思考题

一、单项选择题

1. 原书服法中要求"服已须臾，啜热稀粥一升余，以助药力"的方剂是（　　　）

　　A. 麻黄汤　　　　　　　　B. 桂枝汤

　　C. 九味羌活汤　　　　　　D. 小青龙汤

　　E. 败毒散

2. 九味羌活汤的主治证候是（　　　）

　　A. 恶寒发热，肌表无汗，头痛项强，肢体酸楚疼痛，口苦而渴。

　　B. 恶寒发热，无汗，鼻塞流涕，身体疼痛，苔白脉浮。

　　C. 头痛发热，恶寒，口干烦满而渴。

　　D. 头痛身重，肩背痛不可转侧，腰背疼痛，苔白脉浮。

　　E. 风寒湿痹，身体烦疼，无汗。

3. 症见"恶寒发热，无汗，喘咳，痰多而稀，或痰饮咳嗽不得平卧，舌苔白滑，脉浮"。治当首选（　　　）

　　A. 苏子降气汤　　　　　　B. 定喘汤

C. 三子养亲汤　　　　　　D. 小青龙汤

E. 射干麻黄汤

4. 银翘散和桑菊饮所共有的药物是（　　）

A. 芦根、连翘、杏仁、桔梗、甘草

B. 芦根、连翘、薄荷、桔梗、甘草

C. 连翘、竹叶、薄荷、桔梗、甘草

D. 连翘、杏仁、桔梗、薄荷、甘草

E. 连翘、荆芥、桔梗、薄荷、甘草

5. 原书服法中强调"香气大出，即取服，勿过煮"的
方剂是（　　）

A. 桑菊饮　　　　　　　　B. 银翘散

C. 清络饮　　　　　　　　D. 桑杏汤

E. 新加香薷饮

6. 具有"宣利肺气，疏风止咳"功用的方剂是（　　）

A. 杏苏散　　　　　　　　B. 止嗽散

C. 华盖散　　　　　　　　D. 三拗汤

E. 射干麻黄汤

7. 败毒散的组成中不含有（　　）

A. 人参、甘草　　　　　　B. 细辛、白芷

C. 柴胡、川芎　　　　　　D. 生姜、薄荷

E. 桔梗、枳壳

8. 小青龙汤的配伍特点是（　　）

A. 升散药和清热药的结合运用

B. 温润和平，不寒不热

C. 开中有合，宣中有降

D. 祛邪调正兼顾

E. 扶正不留邪，祛邪不伤正

9. 桑菊饮的主治是（　　）

   A. 但咳，身热不甚，口微渴，脉浮数。

   B. 发热无汗，或有汗不畅，微恶风寒，头痛口渴，咳嗽咽痛，舌尖红，脉浮数。

   C. 身热不解，咳逆气急，甚则鼻扇，口渴喜饮，有汗或无汗，脉滑而数。

   D. 疹出不透，身热头痛，咳嗽，目赤流泪，口渴，舌红，脉数。

   E. 恶寒发热，恶寒渐轻，身热增盛，无汗头痛，舌苔薄黄，脉浮微洪。

10. 银翘散的主治是（　　）

   A. 但咳，身热不甚，口微渴，脉浮数。

   B. 发热无汗，或有汗不畅，微恶风寒，头痛口渴，咳嗽咽痛，舌尖红，苔薄白或微黄，脉浮数。

   C. 身热不解，咳逆气急，甚则鼻扇，口渴喜饮，有汗或无汗，脉滑而数。

   D. 疹出不透，身热头痛，咳嗽，目赤流泪，口渴，舌红，脉数。

   E. 恶寒发热，恶寒渐轻，身热增盛，心烦不眠，眼眶痛，舌苔薄黄，脉浮微洪。

11. 麻杏石甘汤的功用是（　　）

   A. 解肌透疹

   B. 解肌清热

   C. 辛凉透表，清热解毒

   D. 辛凉宣肺，清热平喘

E. 疏风清热，宣肺止咳

12. 银翘散的功用是（　　）

    A. 解肌透疹

    B. 解肌清热

    C. 辛凉透表，清热解毒

    D. 辛凉宣肺，清热平喘

    E. 疏风清热，宣肺止咳

13. 主治气虚外感风寒湿证的方剂是（　　）

    A. 麻黄汤　　　　　　　　B. 桂枝汤

    C. 九味羌活汤　　　　　　D. 小青龙汤

    E. 败毒散

14. 组成中含有羌活、独活的方剂是（　　）

    A. 九味羌活汤　　　　　　B. 参苏饮

    C. 败毒散　　　　　　　　D. 小青龙汤

    E. 独活寄生汤

15. 九味羌活汤中具有清热作用的药物是（　　）

    A. 黄芩、生地　　　　　　B. 黄芩、黄连

    C. 生地、黄连　　　　　　D. 石膏、知母

    E. 知母、黄柏

二、填空题

1. 麻杏甘石汤中的君药是＿＿＿＿＿＿＿。

2. 败毒散治疗外邪陷里而成之痢疾，被称为＿＿＿＿＿＿＿法。

3. 麻黄汤中麻黄与桂枝的用量比例为＿＿＿＿＿＿。

4. 银翘散中的银花、连翘具有＿＿＿＿＿＿＿＿＿＿＿＿＿

_____的作用。

5. 小青龙汤中五味子的作用是_____ _____
_____。

6. 麻黄汤证与桂枝汤证的最主要区别是_____
_____。

7. 九味羌活汤中入足厥阴肝经的药物是_____
_____。

8. 桑菊饮中既可外散风热，又可宣肺止咳的药物是
_____。

9. 银翘散中配伍的辛温解表药有_____。

10. 体现去性存用法的解表剂有_____
_____。

三、简答题

1. 简述九味羌活汤中生地、黄芩的配伍意义。

2. 简述麻杏石甘汤中麻黄与石膏的配伍关系。

3. 简述败毒散中人参的配伍意义。

4. 小青龙汤有何配伍特点？

四、病案分析（要求：进行病机分析，作出诊断，确立治法、处方）

陈某，男，3 岁。

发热、咳嗽、气促 3 天来院治疗。体温 39℃，汗出，频咳，气喘，鼻扇，大便热臭，小便短赤，唇红、舌红，苔薄黄，脉浮数。

第八章　泻下剂

【教学目的与要求】

1. 熟悉泻下剂的概念、适用范围、分类及使用注意。

2. 掌握大承气汤、大黄牡丹汤、温脾汤、十枣汤、麻子仁丸。

3. 熟悉济川煎、黄龙汤。

概述

1. 概念：凡是以泻下药为主组成，具有通便泻热，攻积逐水作用，以治里实证的方剂，称为泻下剂。

2. 分类及代表方

（1）寒下剂：代表方如大承气汤。

（2）温下剂：代表方如温脾汤。

（3）润下剂：代表方如麻子仁丸。

（4）逐水剂：代表方如十枣汤。

（5）攻补兼施剂：代表方如黄龙汤。

3. 使用注意

（1）使用原则：表证未解，里未成结实者，不宜使用泻下剂。表证未解，里已成结实者，先解表，后治里，或表里双解。

（2）禁忌证：峻下剂伤人体正气，孕妇、产后、月经期及年老体弱，病后伤津亡血者慎用。

（3）泻下剂易伤胃气，中病即止。

（4）调理饮食，忌进油腻及不消化食物。

第一节　寒下剂

大承气汤

《伤寒论》

大承气汤用硝黄，配伍枳朴泻力强，

痞满燥实四症见，峻下热结宜此方。

【组成】大黄酒洗，四两（12g）　厚朴去皮，炙，半斤（24g）　枳实炙，五枚（12g）　芒硝三合（9g）

【功用】峻下热结。

【主治】

1. 病机：邪热燥屎相结，气滞传导失司。

2. 辨证要点

（1）阳明腑实证：大便不通，脘腹痞满，腹痛拒按，发热日晡加剧，手足汗出，苔黄燥、焦黑起芒刺，脉沉实。

（2）热结旁流证：便下粪水色青异臭，腹痛拒按，苔黄燥，脉滑数。

（3）里热实证之热厥、痉病、发狂：三病而见明显阳明腑实证的表现。

【方解】

君　大黄——泻热通便，荡涤胃肠实热积滞——实

臣　芒硝——软坚散结，泻热润燥——燥

佐　枳实——破结消痞导滞——痞

厚朴——行气除满散结——满

【重点】

1. 主要配伍：大黄配芒硝。

2. 配伍要点：本方泻下药与行气药配伍，行气以助泻下，而泻下有利于气机的通顺，二者相辅相成，共奏峻下热结之功。

3. 煎药法：先煎厚朴、枳实，后下大黄，芒硝冲服。

4. 使用注意：本方为泻下峻剂，故孕妇忌用，体虚、年老体弱者慎用，得效则止。

【难点】

1. 本方所治之阳明腑实证既然有燥，为何不用养阴之法？

2. 本方如何体现"通因通用"、"急下存阴"、"釜底抽薪"等治法？

【类方比较】

表8－1　大承气汤类方比较

方名	组成	煎服法	功用	主治
大承气汤	大黄、芒硝、枳实、厚朴	先煎枳实、厚朴，后下大黄，芒硝冲服	峻下热结	阳明腑实证热结重证，痞、满、燥、实四症俱备
小承气汤	大黄、枳实、厚朴	三药同煎，分温二服	轻下热结	阳明热结轻证，痞、满、实而不燥
调胃承气汤	大黄、芒硝、甘草	先煎大黄、甘草，芒硝冲服	缓下热结	阳明燥热内结，以燥、实为主，而无痞、满

第二节　温下剂

温脾汤
《备急千金要方》

温脾参附与干姜，甘草当归硝大黄，

寒热并行治寒积，脐腹绞结痛非常。

【组成】大黄五两（15g）　当归　干姜各三两（各9g）附子　人参　芒硝　甘草各二两（各6g）

【功用】攻下寒积，温补脾阳。

【主治】脾阳不足，冷积内停之证。

（1）病机：阳虚生寒，冷积内停，传导失司。

（2）辨证要点：便秘腹痛（脐周或脐下），得温则缓，手足不温，苔白不渴，脉沉弦。

【方解】

君　附子——温热散寒

　　大黄——攻下冷积

臣　干姜——助附子温阳祛寒

　　芒硝——软坚泻下

　　当归——润肠通便

佐　人参——益气，合姜附温补脾阳

使　甘草——调和药性，且助和中

【重点】

1. 配伍特点：本方由温热的温阳补脾药和寒凉的泻下攻积药组成，温通、泻下与补益三法兼备，其中温热药总量大于寒凉药，制约了其寒凉之性但又不失其攻下之用，寓温补于攻下之中，具有温阳以祛寒、攻下不助寒之特点，为温下剂常用之配伍形式。

2. 方中当归的配伍意义：首先是润肠通便，帮助硝黄攻积导滞；其次是以其辛温之性温助脾阳；此外，尚有补血扶正之意，以防温燥、泻下之品伤正。

第三节　润下剂

麻子仁丸
《伤寒论》

> 麻子仁丸治脾约，麻蜜杏芍小承气，
>
> 润肠泻热又行气，胃热肠燥便秘施。

【组成】麻子仁二升（500g）　芍药半斤（250g）　枳实炙，半斤（250g）　大黄去皮，一斤（500g）　厚朴炙，去皮一尺（250g）　杏仁去皮尖，熬，别作脂一升（250g）

【功用】润肠泻热，行气通便。

【主治】脾约证

（1）病机：肠胃燥热，脾津不足，气机受阻。

（2）辨证要点：大便干结，小便频数，腹满微痛，舌红苔薄黄，脉数。

【方解】

君　麻子仁——润肠通便

臣　杏仁——降气润肠

　　芍药——敛阴和里

佐　大黄、枳实、厚朴——轻下热结

佐使　蜂蜜——调和药性，润燥滑肠

【重点】

1. 作用特点：本方根据"燥者润之，留者攻之"而立法，配伍润下药与攻下药同用。全方下不伤正，润而不腻，攻润相合，重在滋润，兼有攻下。

2. 脾约证的含义：指胃中燥热，脾津不足，脾的功能受到约束，津液不能四布而径至膀胱，导致肠道津亏失于濡润，而见大便秘结、小便数的特征。

第四节　逐水剂

十枣汤
《伤寒论》

十枣逐水效堪夸，大戟甘遂与芫花，
悬饮内停胸胁痛，大腹肿满用无差。

【组成】芫花熬　甘遂　大戟各等分　（原方用法中有大枣十枚）

【功用】攻逐水饮。

【主治】

1. 悬饮

（1）病机：饮停胸胁，气机受阻，上下泛滥。

（2）辨证要点：咳唾，胸胁引痛，胸背掣痛不得息，心下痞，苔白滑，脉沉弦。

2. 水肿重证

（1）病机：水饮内停，上下充斥，内外泛滥。

（2）辨证要点：全身悉肿，二便不畅，腹胀，喘满，脉沉弦。

【方解】

君　甘遂——祛经隧水湿，兼利小便
臣　大戟——泄脏腑水湿
　　芫花——祛胸胁伏痰留饮
佐　大枣——缓和逐水药毒性
　　　　　　补脾养胃，以防三药伤胃气
　　　　　　益气补脾，以制水湿

【重点】

1. 用法

（1）大戟、芫花、甘遂三药等分，研成细末，大枣煎汤送服药末。

（2）用量每次 0.5~1g，每日 1 次，不效可适当增量。

（3）清晨空腹服药。

2. 使用注意

（1）剂量和服法：本方逐水力强，宜从小量开始。不宜作煎剂。

（2）孕妇忌用，体虚者慎用。

（3）泻后水饮尽去，宜调理脾胃。

【难点】

1. 大枣的配伍意义？

2. 水饮为何用攻逐法？

第五节　攻补兼施剂

黄龙汤
《伤寒六书》

黄龙汤枳朴硝黄，参归甘桔枣生姜，

阳明腑实气血弱，攻补兼施效力强。

【组成】大黄（9g）　芒硝（12g）　枳实（6g）　厚朴（3g）　当归（9g）　人参（6g）　甘草（3g）（原书未著用量）（原方用法中有姜三片，枣子三枚，桔梗一撮）

【功用】攻下热结，益气养血。

【主治】阳明腑实，气血不足证。

（1）病机：燥屎内结，腑气不通，气血不足。

（2）辨证要点：大便秘结，或自利清水，脘腹胀痛，身热口渴，神倦少气，舌苔焦黄或黑，脉虚。

【方解】

大黄、芒硝

枳实、厚朴
　＞峻下热结，荡涤实热积滞

人参、当归——益气养血

桔梗——宣肺通腑

生姜、大枣、甘草——补益脾胃，调和诸药

【重点】

效用特点：本方攻下药与补益药配伍，既攻下热结，又补益气血，使祛邪不伤正，扶正不碍邪，攻补兼施，标本同治，为邪正共治之良方。

【难点】

1. 桔梗的配伍意义？

2. 当归的配伍意义？

【小结】

表 8 - 2　泻下剂方比较

方名	相同点	不同点
大承气汤	泻下攻积	泻下峻剂。主治阳明腑实而痞、满、燥、实四证俱备者
大黄牡丹汤		功专泻热破瘀。主治湿热血瘀肠痈的主方
温脾汤		泻中有补。主治脾阳不足，冷积内停之便秘
麻子仁丸		攻润相合，以润为主。主治肠胃燥热，津液不足之便秘证
济川煎		寓通于补，升清降浊，重在温肾益精，润肠通便。主治肾虚便秘
十枣汤		攻逐水饮。主治悬饮或水肿实证
黄龙汤		攻补兼施，邪正兼顾之剂。主治阳明腑实，气血不足之证

复习思考题

一、单项选择题

1. 具有峻下热结功用的方剂是（　　　）

　　A. 大黄牡丹汤　　　　　　B. 大承气汤

　　C. 大柴胡汤　　　　　　　D. 三物备急丸

　　E. 小承气汤

2. 枳实、厚朴并用的方剂是（　　　）

　　A. 调胃承气汤　　　　　　B. 大柴胡汤

　　C. 枳实导滞丸　　　　　　D. 小承气汤

E. 增液承气汤

3. 大黄牡丹汤的君药是（　　　）

A. 大黄、牡丹　　　　　　B. 大黄、芒硝

C. 大黄、桃仁　　　　　　D. 大黄、冬瓜子

E. 桃仁、牡丹皮

4. 大承气汤的臣药是（　　　）

A. 大黄　　　　　　　　　B. 芒硝

C. 枳实　　　　　　　　　D. 厚朴

E. 枳实、厚朴

5. 温脾汤原方应重用的药物是（　　　）

A. 附子　　　　　　　　　B. 人参

C. 干姜　　　　　　　　　D. 大黄

E. 芒硝

6. 以大便秘结，小便频数，舌苔微黄为证治要点的方
剂是（　　　）

A. 黄龙汤　　　　　　　　B. 济川煎

C. 麻子仁丸　　　　　　　D. 增液承气汤

E. 五仁丸

7. 药物组成中不含芒硝的方剂是（　　　）

A. 麻子仁丸　　　　　　　B. 大承气汤

C. 温脾汤　　　　　　　　D. 大黄牡丹汤

E. 黄龙汤

8. 不属温脾汤组成中的药物是（　　　）

A. 当归　　　　　　　　　B. 甘草

C. 细辛　　　　　　　　　D. 干姜

E. 人参

9. 不属济川煎证治要点的症状是　（　　　）

    A. 便秘　　　　　　　　　　B. 溺清

    C. 腰酸　　　　　　　　　　D. 膝软

    E. 气短

10. 麻子仁丸不包括下列哪些药物　（　　　）

    A. 芍药　　　　　　　　　　B. 当归

    C. 枳实　　　　　　　　　　D. 厚朴

    E. 杏仁

11. 下列哪项不属于黄龙汤的主治症状　（　　　）

    A. 自利清水　　　　　　　　B. 大便秘结

    C. 腹痛拒按　　　　　　　　D. 小便频数

    E. 脘腹胀满

12. 小承气汤的功用是　（　　　）

    A. 峻下热结　　　　　　　　B. 缓下热结

    C. 轻下热结　　　　　　　　D. 泄热逐瘀

    E. 润肠通便

13. 麻子仁丸中不含有的药物是　（　　　）

    A. 麻子仁　　　　　　　　　B. 大黄

    C. 白芍　　　　　　　　　　D. 杏仁

    E. 枳壳

14. 十枣汤主治证是　（　　　）

    A. 痰饮　　　　　　　　　　B. 支饮

    C. 溢饮　　　　　　　　　　D. 悬饮

    E. 湿痰

15. 药物组成中包含当归的方剂是　（　　　）

    A. 大承气汤　　　　　　　　B. 温脾汤

    C. 麻子仁丸   D. 大黄牡丹汤

    E. 五仁丸

二、填空题

1. 温脾汤的君药是＿＿＿＿＿＿＿＿＿＿＿＿＿＿。

2. 悬饮的病机为＿＿＿＿＿＿＿＿＿＿＿＿＿＿＿＿。

3. 麻子仁丸应用杏仁的意义是＿＿＿＿＿＿＿＿＿、润燥通便。

4. 黄龙汤主治证的舌象为＿＿＿＿＿＿＿＿＿＿＿＿。

5. 大承气汤原方中用量最重的药物是＿＿＿＿＿＿。

6. 济川煎的配伍特点为＿＿＿＿＿＿＿＿＿＿＿＿。

7. 大黄牡丹汤的君药是＿＿＿＿＿＿＿＿＿。

8. 体现"急下存阴""釜底抽薪""通因通用"等治法的方剂是＿＿＿＿＿＿＿＿＿＿。

9. 大承气汤的煎服法是＿＿＿＿＿＿＿＿＿＿＿＿。

10. 体现去性存用法的泻下剂是＿＿＿＿＿＿＿。

三、简答题

1. 简述大黄与附子在温脾汤中的配伍意义。

2. 简要回答麻子仁丸的配伍特点。

3. 简述大枣在十枣汤中的作用。

四、病案分析（要求：进行病机分析，作出诊断，确立治法、处方）

顾某，年六十，患伤寒，服药头疼骨痛已除，身热烦躁，兼发赤斑而狂。诊之，六脉沉数有力。目瞪直视，噤不出声，舌黑芒刺，四肢冰冷。询其大便，二十日不行。

（魏之琇．续名医类案．北京：人民出版社，1957）

第九章　和解剂

【教学目的与要求】

1. 熟悉和解剂的概念、适应范围、分类及使用注意。

2. 掌握小柴胡汤、蒿芩清胆汤、逍遥散、半夏泻心汤。

3. 熟悉四逆散、痛泻要方。

概述

1. 概念：凡具有和解少阳、调和肝脾、调和寒热等作用，治疗伤寒邪在少阳、肝脾不和、胃肠寒热错杂的方剂，统称和解剂。

2. 分类及代表方

（1）和解少阳剂：代表方如小柴胡汤。

（2）调和肝脾剂：代表方如逍遥散。

（3）调和寒热剂：代表方如半夏泻心汤。

3. 使用注意

（1）邪在表或邪已全部入里者不宜。

（2）纯虚证或纯实证不宜。

（3）七情内伤而致肝脾不调者，宜配合心理疏导。

第一节　和解少阳剂

小柴胡汤
《伤寒论》

小柴胡汤和解功，半夏人参甘草从，

更用黄芩加姜枣，少阳百病此为宗。

【组成】柴胡半斤（24g）　黄芩三两（9g）　人参三两（9g）　甘草炙，三两（9g）　半夏洗，半升（9g）　生姜切，三两（9g）　大枣擘，十二枚（4枚）

【功用】和解少阳。

【主治】

1. 伤寒少阳证

（1）病机：伤寒邪犯少阳，经气不利，郁而化热，胆热犯胃。

（2）辨证要点：往来寒热，胸胁苦满，默默不欲饮食，心烦喜呕，口苦，咽干，目眩，舌苔薄白，脉弦。

2. 妇人中风，热入血室

（1）病机：经期感邪，邪热内传，热与血结，血热瘀滞，疏泄失常。

（2）辨证要点：经水适断，寒热发作有时。

3. 疟疾、黄疸等病而见少阳证者

【方解】

君　柴胡——透达少阳半表之邪

臣　黄芩——清泄少阳半里之热

佐　半夏、生姜——和胃降逆止呕

人参、大枣——益气健脾，扶正祛邪

佐使　炙甘草——调和诸药

【重点】

1. 主要配伍：柴胡配黄芩。

2. 配伍要点：疏透与清泄并用；寓扶正于祛邪之中。

3. 使用注意：正气不足者服用本方，可见先寒战后发热而汗出之"战汗"，属正气来复，祛邪外出之征。

【难点】

1. 小柴胡汤为什么要"煎后去渣再煎"？

2. "一味柴胡和解少阳"这句话对吗？

蒿芩清胆汤
《通俗伤寒论》

俞氏蒿芩清胆汤，陈皮半夏竹茹襄，

赤苓枳壳兼碧玉，湿热轻宣此法良。

【组成】青蒿脑钱半至二钱（4.5～6g）　淡竹茹三钱（9g）　仙半夏钱半（4.5g）　赤茯苓三钱（9g）　青子芩钱半至三钱（4.5g～9g）　生枳壳钱半（4.5g）　陈广皮钱半（4.5g）　碧玉散（滑石、甘草、青黛）包，三钱（9g）

【功用】清胆利湿，和胃化痰。

【主治】少阳湿热痰浊证。

（1）病机：湿遏热郁，阻于少阳胆与三焦，三焦之气机不畅。

（2）辨证要点：寒热如疟，寒轻热重，胸胁胀痛，吐酸苦水，舌红苔腻，脉弦滑数。

【方解】

君　青蒿——清透少阳邪热，化湿辟秽

　　黄芩——清泄少阳胆热，燥湿

臣　竹茹——清胆胃热，化痰止呕

　　枳壳——下气宽中，除痰消痞

　　半夏——燥湿化痰，和胃降逆

　　陈皮——理气化痰，宽胸畅膈

佐使　赤茯苓、碧玉散——清热利湿，导湿热从小便

　　　　　　　　　　　　　　而去

【重点】

1. 主要配伍：青蒿配黄芩。

2. 配伍要点：清透与清泄并用，以清透为主；降利共施，胆胃三焦兼调。

【难点】

1. 病在少阳，以透为主，方中为何以青蒿易柴胡？

2. 蒿芩清胆汤中为何用仙半夏？

第二节　调和肝脾剂

逍遥散

《和剂局方》

逍遥散用归芍柴，苓术甘草姜薄偕，

疏肝养血兼理脾，丹栀加入热能排。

【组成】甘草微炙赤，半两（4.5g）　当归去苗，锉，微炒　茯苓去皮，白者　白芍药　白术　柴胡去苗，各一两（各9g）　（原方用法中有烧生姜一块，薄荷少许）

【功用】疏肝解郁，养血健脾。

【主治】肝郁血虚脾弱证。

（1）病机：肝郁血虚，脾弱不运。

（2）辨证要点：两胁作痛，神疲食少，月经不调，脉弦而虚。

【方解】

君　柴胡——疏肝解郁

臣　当归——养血和血

　　白芍——养血柔肝

佐　白术、茯苓——健脾益气

　　薄荷——条达肝气，透肝经郁热

　　煨姜——温运脾阳，辛散达郁

佐使　炙甘草——调和诸药

【重点】

1. 配伍要点：气血兼顾，肝脾同治。

2. 使用注意：柴胡、薄荷的用量宜轻。

【难点】

1. 为什么本方中柴胡、薄荷用量宜轻？

2. 为什么说本方为治妇科月经不调之常用方？

第三节　调和寒热剂

半夏泻心汤

《伤寒论》

半夏泻心黄连芩，干姜甘草与人参，

大枣和之治虚痞，法在降阳而和阴。

【组成】半夏洗，半升（12g）　黄芩　干姜　人参各三两（各9g）　黄连一两（3g）　大枣擘，十二枚（4枚）甘草炙，三两（9g）

【功用】寒热平调，散结除痞。

【主治】寒热互结之痞证。

（1）病机：中阳亏损，寒热错杂，升降失司。

（2）辨证要点：心下痞满，呕吐，泻利，苔腻微黄。

【方解】

君　半夏——散结消痞，和胃降逆

臣　干姜——温中散寒

　　黄芩、黄连——苦寒泄热

佐　人参、大枣——益气健脾

佐使　炙甘草——调和诸药，补脾和中

【重点】

1. 半夏量偏重，黄连量宜轻。

2. 配伍要点：寒热互用，苦辛并进，补泻兼施。

【难点】

1. 半夏泻心汤主治痞证，方中为何用甘温壅滞之人参、甘草、大枣？

2. 什么叫辛开苦降法？举例说明。

【小结】

表 9 - 1　和解剂方比较

方名	相同点	不同点
小柴胡汤	和解少阳。主治邪在少阳	兼益气扶正。主治少阳病兼里气不足
蒿芩清胆汤		兼清热利湿，理气化痰。主治少阳胆热偏重，兼有湿热痰浊

第九章　和解剂

续表

方名	相同点	不同点
四逆散	调和肝脾。主治肝脾不和	畅达气机，且能透解郁热。主治热厥
逍遥散		疏肝健脾滋阴养血。主治肝郁血虚脾弱证
痛泻要方		补脾祛湿止泻，兼柔肝止痛。主治脾虚肝旺之痛泻证
半夏泻心汤	调和寒热	寒热平调，散结除痞。主治寒热互结之痞证

复习思考题

一、单项选择题

1. 下列不属于小柴胡汤药物组成的是（　　）

A. 柴胡　黄芩　　　　　B. 半夏　生姜

C. 人参　大枣　　　　　D. 白芍　大黄

E. 甘草

2. 下列不属于蒿芩清胆汤药物组成的是（　　）

A. 陈皮　碧玉散　　　　B. 青蒿　黄芩

C. 竹茹　半夏　　　　　D. 枳壳　赤茯苓

E. 人参　大枣

3. 药物组成中没有黄芩、半夏的方剂是（　　）

A. 蒿芩清胆汤　　　　　B. 大柴胡汤

C. 四逆散　　　　　　　D. 半夏泻心汤

E. 以上都不是

4. 半夏泻心汤组成中所含有的药物是（　　）

A. 黄芩　黄连　干姜　甘草　大枣

B. 黄芩　栀子　生姜　甘草　大枣

　　C. 黄芩　黄连　附子　甘草　大枣

　　D. 黄芩　黄柏　柴胡　甘草　大枣

　　E. 黄芩　黄芪　炮姜　甘草　大枣

5. 半夏泻心汤与小柴胡汤两方所共有的药物是（　　　）

　　A. 人参　黄芩　半夏　干姜　甘草

　　B. 人参　生姜　半夏　甘草　大枣

　　C. 半夏　黄芩　人参　甘草　大枣

　　D. 柴胡　人参　黄芩　甘草　生姜

　　E. 以上都不是

6. 具有清胆利湿，和胃化痰功效的方剂是（　　　）

　　A. 蒿芩清胆汤　　　　　　　B. 温胆汤

　　C. 龙胆泻肝汤　　　　　　　D. 三仁汤

　　E. 以上都不是

7. 逍遥散的功效是（　　　）

　　A. 疏肝行脾，解郁透热

　　B. 疏肝行气，活血化瘀

　　C. 疏肝解郁，健脾养血

　　D. 疏肝行气，清热燥湿

　　E. 以上都不是

8. 半夏泻心汤的功效是（　　　）

　　A. 和胃消痞，散结行水

　　B. 益气和胃，消痞止呕

　　C. 寒热平调，散结除痞

　　D. 调和寒热，行气止泄

　　E. 以上都不是

9. 下列不属于小柴胡汤主治范围的是（   ）

   A. 伤寒少阳证

   B. 黄疸属少阳者

   C. 妇人伤寒，热入血室

   D. 内伤杂病而见少阳证

   E. 痰湿内阻之疟疾

10. 下列不属于小柴胡汤主治证的是（   ）

    A. 心烦喜呕   B. 头痛无汗

    C. 胸胁苦满   D. 往来寒热

    E. 口苦咽干

11. 寒热往来，寒轻热重，口苦胸闷，吐酸苦水，舌红苔腻，脉弦数，当选方（   ）

    A. 小柴胡汤   B. 大柴胡汤

    C. 逍遥散   D. 蒿芩清胆汤

    E. 半夏泻心汤

12. 逍遥散方解不正确的是（   ）

    A. 柴胡疏肝解郁

    B. 白术、茯苓健脾祛湿

    C. 薄荷助柴胡散肝郁所生之热

    D. 生姜和胃降逆止呕

    E. 当归、白芍养血柔肝

13. 逍遥散来源于（   ）

    A. 《妇人良方》   B. 《和剂局方》

    C. 《医方集解》   D. 《圣济总录》

    E. 以上都不是

14. 两胁隐痛，口燥咽干，神疲食少，不思饮食，月

经错后，乳房作胀，舌淡红，脉弦虚。当首选
（　　）

    A. 越鞠丸　　　　　　　B. 柴胡疏肝散

    C. 逍遥散　　　　　　　D. 四物汤

    E. 以上都不是

15. 半夏泻心汤主治（　　）

    A. 水热互结之痞　　　　B. 胃虚痰阻之痞

    C. 热结心下之痞　　　　D. 寒热互结之痞

    E. 以上都不是

16. 小柴胡汤中柴胡与黄芩的配伍意义是（　　）

    A. 和解少阳　　　　　　B. 调和营卫

    C. 疏肝解郁　　　　　　D. 辛开苦降

    E. 以上都不是

二、填空题

1. 小柴胡汤中用人参的意义是＿＿＿＿＿＿＿＿＿

＿＿＿＿＿＿＿＿。

2. 主治阳郁厥逆证的方剂是＿＿＿＿＿＿＿＿＿。

3. 半夏泻心汤的功用是＿＿＿＿＿＿＿＿＿＿＿

＿＿＿＿＿。

4. 和解剂分为＿＿＿＿＿＿＿、＿＿＿＿＿＿＿、

＿＿＿＿＿＿＿＿＿＿＿三类。

5. 逍遥散主治＿＿＿＿＿＿＿＿＿＿证。

6. 柴胡在小柴胡汤中的作用是＿＿＿＿＿＿＿＿

＿＿＿＿＿。

7. 和解少阳剂的代表方剂是＿＿＿＿＿＿＿＿＿＿＿、

＿＿＿＿＿＿＿＿＿＿＿＿＿。

8. 调和肝脾剂适用于＿＿＿＿＿＿＿＿＿＿＿＿的
病证。

9. 逍遥散中的君药是＿＿＿＿＿＿＿＿。

10. 蒿芩清胆汤主治＿＿＿＿＿＿＿＿证。

三、简答题

1. 简述小柴胡汤的主治病证。

2. 半夏泻心汤的组方特点是什么？

3. 和解剂共分几类？各举一代表方。

4. 小柴胡汤与蒿芩清胆汤在功效和主治方面有何异
同点？

5. 半夏泻心汤为何以"泻心"命名？

四、病案分析（要求：进行病机分析，作出诊断，确立治法、处方）

患者，女，21 岁。两胁作痛半年有余，伴有头痛目
眩，食少乏力，颊赤心烦，月经前期 4～5 日，量少，经行
乳胀，舌淡红，脉弦而虚。

段富津．方剂学（一）自学辅导．北京：中国中医药出版
社．2002

第十章　清热剂

【教学目的与要求】

1. 熟悉清热剂的概念、适用范围、分类及使用注意。

2. 掌握白虎汤、清营汤、犀角地黄汤、黄连解毒汤、普济消毒饮、清瘟败毒饮、导赤散、龙胆泻肝汤、泻白散、清胃散、玉女煎、芍药汤、白头翁汤、青蒿鳖甲汤。

3. 熟悉竹叶石膏汤、凉膈散、仙方活命饮、左金丸、清骨散、当归六黄汤。

概述

1. 概念：凡以清热药为主组成，具有清热、泻火、凉血、解毒等作用，用以治疗里热证的方剂，统称清热剂。

2. 分类及代表方

（1）清气分热剂：代表方如白虎汤、竹叶石膏汤等。

（2）清营凉血剂：代表方如清营汤、犀角地黄汤等。

（3）气血两清剂：代表方如清瘟败毒饮。

（4）清热解毒剂：代表方如黄连解毒汤、仙方活命饮、普济消毒饮等。

（5）清脏腑热剂：代表方如导赤散、龙胆泻肝汤、清胃散、玉女煎、芍药汤、白头翁汤、左金丸、泻白散等。

（6）清虚热剂：代表方如青蒿鳖甲汤、清骨散、当归六黄汤等。

2. 使用注意

（1）要辨别里热所在部位及热证之真假、虚实。凡屡用清热泻火之剂而热仍不退者，即如王冰所云"寒之不寒，是无水也"，当用甘寒滋阴壮水之法，使阴复则其热自退。

（2）若邪热在表，治当解表；里热已成腑实，则宜攻下；表邪未解，热已入里，又宜表里双解。

（3）对于热邪炽盛，服清凉剂入口即吐者，可于清热剂中少佐温热药，或采用凉药热服法，此即《素问·五常政大论》所说"治热以寒，温而行之"之反佐法。

第一节　清气分热剂

白虎汤

《伤寒论》

白虎膏知甘草粳，气分大热此方清，

热渴汗出脉洪大，加入人参气津生。

【组成】石膏一斤，碎（50g）　知母六两（18g）　甘草二两，炙（6g）　粳米六合（9g）

【功用】清热生津。

【主治】阳明气分热盛证。

（1）病机：伤寒化热内传阳明之经，或温邪由卫及气。

（2）辨证要点：身大热，汗大出，口大渴，脉洪大。

【方解】

君　石膏——清阳明气分大热，清热而不伤阴

臣　知母——助石膏清肺胃之热，又滋阴润燥，以止

渴除烦

佐　粳米、炙甘草——益胃生津，防止大寒伤中

使　炙甘草——调和诸药

【重点】

1. 主要配伍：为石膏配知母，二者相须为用，清热除烦生津之力尤强，为清解阳明气分大热之最佳配伍；石膏宜重用，原方用量一斤。

2. 配伍特点：一是石膏知母相须配伍，清热而不伤阴；二是寒凉之中，少佐甘温之品，以和中护胃，使祛邪不伤正。

3. 使用注意：表证未解之无汗发热、口不渴者，或脉见浮细或沉者，或血虚发热、脉洪不胜重按者，或真寒假热之阴盛格阳证等均不可误用。

【难点】

1. 白虎汤主治气分实热证，方中为什么不用黄连、黄芩等药物？

2. 白虎汤的辨证要点是什么？是否"四大症"俱全才能使用？

第二节　清营凉血剂

清营汤

《温病条辨》

清营汤是鞠通方，热入心包营血伤，

角地银翘玄连竹，丹麦清热佐之良。

【组成】犀角三钱（水牛角代，30g）　生地黄五钱

（15g）　元参三钱（9g）　竹叶心一钱（3g）　麦冬三钱
（9g）　丹参二钱（6g）　黄连一钱五分（5g）　银花三钱
（9g）　连翘连心用，二钱（6g）

【功用】清营解毒，透热养阴。

【主治】热入营分证。

（1）病机：邪热内传营分，耗伤营阴。

（2）辨证要点：身热夜甚，神烦少寐，斑疹隐隐，舌
绛而干，脉数。

【方解】

君　犀角（水牛角代）——清营解毒

臣　生地黄——凉血滋阴

　　麦冬——清热养阴生津

　　玄参——滋阴降火解毒

佐　银花、连翘——清热解毒，"透热转气"

　　竹叶——清心除烦

　　黄连——清心解毒

　　丹参——清热凉血，活血散瘀，防热与血结

【重点】

1. 方中犀角：现多用水牛角代之（10 倍于犀角），多
开浓缩粉。

2. 配伍特点：以清营解毒为主，以养阴生津、"透热
转气"为辅，体现清营透热法。

3. 使用注意：应用本方尤当注重舌诊，以舌绛而干为
要。原著云："舌白滑者，不可与也。"并在该条自注中又
云："舌白滑，不惟热重，湿亦重矣，湿重忌柔润药。"

【难点】

何谓"入营犹可透热转气"？为什么要使用"透热转气"法？清营汤怎样体现"透热转气"法？

犀角地黄汤
《外台秘要》

犀角地黄芍药丹，血热妄行吐衄斑，

蓄血发狂舌质绛，凉血散瘀病可瘥。

【组成】 犀角一两（水牛角代，30g） 生地黄八两（24g） 芍药三两（12g） 牡丹皮二两（9g）

【功用】 清热解毒，凉血散瘀。

【主治】 热入血分证。

（1）病机：热毒深入血分，扰动心神，动血耗血，蓄血留瘀。

（2）辨证要点：各种失血，斑色紫黑，神昏谵语，身热舌绛。

【方解】

君 犀角（水牛角代）——凉血清心解毒

臣 生地——凉血滋阴

佐 芍药、丹皮——清热凉血，活血散瘀

【重点】

1. 用量：重用生地，原方八两，现代参考剂量30g。

2. 配伍特点：清热养阴并行，凉血散瘀并用。

【难点】

1. 犀角地黄汤的立法依据是什么？

2. 该方主治热盛动血之出血证，为什么不用止血药而用凉血散瘀药?

第三节　气血两清剂

清瘟败毒饮
《疫疹一得》

清瘟败毒地连芩，丹石栀甘竹叶寻，
犀角玄翘知芍桔，气血两清火毒劫。

【组成】生石膏大剂六两至八两（180～240g）；中剂
二两至四两（60～120g）；小剂八钱至一两二钱（24～
36g）　小生地大剂六钱至一两（18～30g）；中剂三钱至五
钱（9～15g）；小剂二钱至四钱（6～12g）　乌犀角（水牛
角代）大剂六钱至八钱（18～24g）；中剂三钱至四钱
（10～15g）；小剂二钱至四钱（612g）　真川连大剂六钱至
四钱（18～24g）；中剂二钱至四钱（6～12g）；小剂一钱
至钱半（3～4.5g）　生栀子　桔梗　黄芩　知母　赤芍
玄参　连翘　竹叶　甘草　丹皮（各6g）（以上十味，原
著本无用量）

【功用】清热解毒，凉血泻火。

【主治】温病气血两燔证。

（1）病机：瘟疫热毒，充斥内外，气血两燔。

（2）辨证要点：大热渴饮，头痛如劈，干呕狂躁，谵
语神糊，或吐衄发斑，舌绛唇焦，脉数。

【方解】

石膏、知母、甘草——清气分之热而保津
黄连、黄芩、栀子——通泻三焦火热

犀角、生地黄、赤芍、丹皮——清热解毒，凉血散瘀

连翘、竹叶——助清气分之热

玄参——助清热凉血

桔梗——载药上行

【重点】

1. 配伍特点：以白虎汤大剂甘寒清气分热为主，辅以泻火解毒、凉血救阴法。

2. 使用注意：方中主要药物的用量有大、中、小之不同，临床上运用本方时，当视病证之轻重，斟酌其用量。一般用中剂或小剂；如热毒深重者，必须用大剂清解。

【难点】

临床应如何灵活运用本方？

第四节　清热解毒剂

黄连解毒汤

《外台秘要》

黄连解毒汤四味，黄柏黄芩栀子备，

躁狂大热呕不眠，吐衄斑黄皆可为。

【组成】黄连三两（9g）　黄芩　黄柏各二两（各6g）栀子擘，十四枚（9g）

【功用】泻火解毒。

【主治】三焦火毒热盛证。

（1）病机：火毒炽盛，充斥三焦。

（2）辨证要点：大热烦躁，口燥咽干，舌红苔黄，脉数有力。

【方解】

君　黄连——清泻心火，兼泻中焦之火

臣　黄芩——清上焦之火

佐　黄柏——泻下焦之火

　　栀子——清泻三焦之火，导热下行

【重点】

1. 治法特点：本方为"苦寒直折"法之代表方，清热解毒之基础方。

2. 配伍特点：苦寒直折，泻火解毒，三焦兼顾。

3. 使用注意：本方为大苦大寒之剂，久服或过量服用易伤脾胃，故非火盛者不宜使用。

【难点】

黄连解毒汤中"毒"的含义是什么？热毒甚而津伤重者能否使用？

普济消毒饮（又名普济消毒饮子）

《东垣试效方》

普济消毒芩连鼠，玄参甘桔蓝根侣，

升柴马勃连翘陈，僵蚕薄荷为末咀，

或加人参及大黄，大头天行力能御。

【组成】黄芩　黄连各半两（各15g）　人参三钱（9g）橘红去白　玄参　生甘草　连翘　鼠黏子　板蓝根　马勃各一钱（各3g）　白僵蚕炒，七分（2g）　升麻七分（2g）柴胡二钱（6g）　桔梗二钱（6g）

【功用】清热解毒，疏风散邪。

【主治】大头瘟。

（1）病机：风热疫毒，壅于上焦，发于头面。

（2）辨证要点：头面红肿焮痛，恶寒发热，舌红苔白兼黄，脉浮数。

【方解】

君　黄连、黄芩——清热泻火，祛上焦头面热毒

臣　牛蒡子、连翘、僵蚕——疏散头面风热

佐　玄参、马勃、板蓝根——清热解毒

　　甘草、桔梗——清利咽喉

　　陈皮——理气疏壅，以散邪热郁结

　　人参——补气，扶正以祛邪

佐使　升麻、柴胡——疏散风热，引药上达头面，"火郁发之"

【重点】

1. 用量：方中重用黄连、黄芩，原方各半两，其余各药三钱至七分不等。

2. 配伍特点：内清外疏，以清为主；降火、散火，"火郁发之"。

3. 使用注意：本方药物多苦寒辛散，阴虚者慎用。

【难点】

如何理解普济消毒饮中人参的配伍意义？

第五节　清脏腑热剂

导赤散

《小儿药证直诀》

导赤生地与木通，草梢竹叶四般攻，

口糜淋痛小肠火，引热同归小便中。

【组成】生地黄　木通　生甘草梢各等分（各 6g）（原方用法中有竹叶）

【功用】清心利水养阴。

【主治】

1. 心经火热证

（1）病机：心火上炎，灼伤真阴。

（2）辨证要点：心胸烦热，口渴，口舌生疮。

2. 心热移于小肠

（1）病机：心火下移小肠，泌别失职。

（2）辨证要点：小便赤涩，舌红脉数。

【方解】

君　生地——入心肾经，凉血滋阴以制心火

　　　木通——入心与小肠经，上清心经之火，下导小肠之热

　　　两药相配，滋阴制火而不恋邪，利水通淋而不伤阴

臣　竹叶——清心除烦，淡渗利窍，导心火下行

佐使　生甘草梢——清热解毒，直达茎中而止淋痛

　　　　　　　　　调和诸药，防木通、生地之寒凉伤胃

【重点】

1. 配伍特点：甘寒与苦寒相合，清心与养阴两顾，滋阴而不恋邪，利水而不伤阴。

2. 使用注意：本方中木通苦寒，生地阴柔寒凉，故脾胃虚弱者慎用。

【难点】
导赤散的主治证是"实热"还是"虚热"?

龙胆泻肝汤
《医方集解》

龙胆泻肝栀芩柴，生地车前泽泻偕，

木通甘草当归合，肝经湿热力能排。

【组成】龙胆草酒炒（6g） 黄芩炒（9g） 栀子酒炒（9g） 泽泻（12g） 木通（6g） 当归酒炒（3g） 生地黄酒炒（9g） 柴胡（6g） 生甘草（6g） 车前子（9g）（原著本无用量）

【功用】清泻肝胆实火，清利肝经湿热。

【主治】

1. 肝胆实火上炎证

（1）病机：肝胆实火上炎。

（2）辨证要点：头痛目赤，胁痛，口苦，耳聋，耳肿，舌红苔黄，脉弦数有力。

2. 肝经湿热下注证

（1）病机：肝经湿热下注。

（2）辨证要点：阴肿，阴痒，筋痿，阴汗，小便淋浊，或妇女带下黄臭等，舌红苔黄腻，脉弦数有力。

【方解】

君　龙胆草——泻肝胆实火，利肝胆湿热

臣　黄芩、栀子——苦寒泻火，燥湿清热

佐　泽泻、木通、车前子——导湿热下行

　　当归、生地——养血滋阴，使邪去而不伤阴血

柴胡——疏畅肝胆之气，引药归于肝胆之经，"火
  郁发之"；与当归、生地相伍，养肝体而调肝用，
  恰适肝体阴用阳之性

使 甘草——调和诸药，护胃安中

【重点】

1. 用量：本方龙胆草恶臭味，大苦大寒，宜轻用。

2. 配伍特点：清利并行，泻中有补，降中寓升。

3. 使用注意：本方药多苦寒，易伤脾胃，故不宜用于脾胃虚寒和阴虚阳亢之证。

【难点】

龙胆泻肝汤中为何配伍疏肝、养血药？方中龙胆草、栀子等以酒炒有何意义？

泻白散
《小儿药证直诀》

泻白桑皮地骨皮，甘草粳米四般宜，

  参茯知芩皆可入，肺热喘嗽此方施。

【组成】地骨皮 桑白皮炒，各一两（各30g） 甘草炙，一钱（3g） （原方用法中有粳米一撮）

【功用】清泻肺热，止咳平喘。

【主治】肺热喘咳证。

（1）病机：肺有伏火郁热，阴液渐伤，气逆不降。

（2）辨证要点：咳喘气急，皮肤蒸热，舌红苔黄，脉细数。

【方解】

君 桑白皮——专入肺经，泻肺平喘

臣 地骨皮——助君药清降肺中伏火

佐使　炙甘草、粳米——养胃和中，培土生金，调和
　　　　　　　　　药性

【重点】

1. 主要配伍：桑白皮配地骨皮。

2. 配伍特点：清中有润，泻中寓补，培土生金。

3. 使用注意：本方药性平和，尤宜于正气未伤，伏火
不甚者。

【难点】

是否可用石膏、黄芩取代桑白皮？

清胃散

《脾胃论》

清胃散用升麻连，当归生地牡丹全，

或益石膏平胃热，口疮吐衄与牙宣。

【组成】生地黄　当归身各三分（各6g）　牡丹皮半钱
（6g）　黄连六分，夏月倍之，大抵黄连临时增减无定
（9g）　升麻一钱（6g）

【功用】清胃凉血。

【主治】胃火牙痛。

（1）病机：胃有积热，循经上攻。

（2）辨证要点：牙痛牵引头痛，口气热臭，舌红苔黄，
脉滑数。

【方解】

君　黄连——苦寒，直清胃火

臣　升麻——清热解毒，以治胃火牙痛

　　　　　　轻清升散透发，"火郁发之"

佐　生地——凉血滋阴

　　当归——养血活血

　　丹皮——消肿止痛

使　升麻——引经药，引药上行

【重点】

1. 本方主要配伍为黄连配升麻：黄连得升麻，降中寓升，则泻火而无凉遏之弊；升麻得黄连，则散火而无升焰之虞。

2. 配伍特点：清热与凉血并用，苦降与升散同施，养阴与泻火兼顾。

3. 使用注意：牙痛属风寒及肾虚火炎者不宜。

【难点】

清胃散以何药为君？方中黄连、升麻的配伍意义是什么？

玉女煎

《景岳全书》

玉女煎用熟地黄，膏知牛膝麦冬襄，

胃火阴虚相因病，牙痛齿枯宜煎尝。

【组成】石膏三至五钱（9～15g）　熟地三至五钱或一两（9～30g）　麦冬二钱（6g）　知母　牛膝各一钱半（各5g）

【功用】清胃热，滋肾阴。

【主治】胃热阴虚证。

（1）病机：阳明胃火有余，少阴肾水不足。

（2）辨证要点：牙痛齿松，烦热干渴，舌红苔黄而干。

【方解】

君　石膏——清阳明之有余

臣　熟地——滋肾水之不足

佐　知母——助石膏清胃热而止烦渴

　　　　　助熟地黄滋少阴而壮肾水

　　麦门冬——清热养阴生津，金水相生

　　牛膝——引热下行，且补肝肾

【重点】

1. 本方主要配伍为石膏配熟地：一治阳明之有余，一治少阴之不足。

2. 配伍特点：清胃滋肾并用，但以清阳明胃热为主，兼以引热下行。

3. 使用注意：大便溏泻者，不宜使用。

【难点】

玉女煎为治疗胃热阴虚之方，方中为何用甘温之熟地而不用甘寒之生地？

芍药汤

《素问病机气宜保命集》

芍药汤中用大黄，芩连归桂槟草香，

清热燥湿调气血，里急腹痛自安康。

【组成】芍药一两（30g）　当归半两（15g）　黄连半两（15g）　槟榔　木香　甘草炒，各二钱（各6g）　大黄三钱（9g）　黄芩半两（15g）　官桂二钱半（5g）

【功用】清热燥湿，调气和血。

【主治】湿热痢疾。

（1）病机：湿热壅滞肠中，气血失调。

（2）辨证要点：痢下赤白，腹痛里急，苔腻微黄。

【方解】

君　黄芩、黄连——清热燥湿解毒，以除致病之因

臣　芍药——养血和营，缓急止痛

　　当归——养血活血，体现"行血则便脓自愈"之义

　　　　　　兼顾湿热邪毒熏灼肠络，耗伤阴血

　　木香、槟榔——行气导滞，"调气则后重自除"

佐　大黄——泻热祛积，合芩、连导湿热积滞从大便而去

　　　　　　活血祛瘀，合归、芍则活血行气之力彰

　　肉桂——助归、芍行血和营，制芩、连苦寒之性

佐使　炙甘草——和中调药

　　　　　　　与芍药相配，缓急止痛

【重点】

1. 配伍特点：清热燥湿与和营缓急并举，寓调和气血、"通因通用"之法；寒温并用，相反相成。

2. 使用注意：寒湿痢、虚寒痢、痢疾初起有表证者及阴虚内热者忌用。

【难点】

芍药汤为何重用白芍？治湿热痢，为何重在调和气血？

白头翁汤

《伤寒论》

白头翁汤治热痢，黄连黄柏佐秦皮，

清热解毒并凉血，赤多白少脓血医。

【组成】白头翁二两（15g）　黄柏三两（9g）　黄连三两（9g）　秦皮三两（9g）

【功用】清热解毒，凉血止痢。

【主治】热毒痢疾。

（1）病机：热毒深陷血分，下迫大肠。

（2）辨证要点：下痢赤多白少，腹痛，里急后重，舌红苔黄，脉弦数。

【方解】

君　白头翁——清热解毒，凉血止痢

臣　黄连——泻火解毒，燥湿厚肠

　　黄柏——清下焦湿热，与黄连共助君药清热解毒、
　　　　　　燥湿止痢

佐　秦皮——清热解毒，兼以收涩止痢

【重点】

配伍特点：苦寒清解为主，兼以凉血、收涩。

【难点】

白头翁汤与芍药汤同治痢疾，为何白头翁汤不用行血调气之品？

第六节　清虚热剂

青蒿鳖甲汤

《温病条辨》

青蒿鳖甲知地丹，热伏阴分仔细看，

夜热早凉无汗出，养阴透热服之安。

【组成】青蒿二钱（6g）　鳖甲五钱（15g）　细生地四钱（12g）　知母二钱（6g）　丹皮三钱（9g）

【功用】养阴透热。

【主治】温病后期，邪伏阴分证。

（1）病机：温病后期，阴液已伤，余邪深伏阴分。

（2）辨证要点：夜热早凉，热退无汗，舌红少苔，脉细数。

【方解】

君　鳖甲——直入阴分，滋阴退热，入络搜邪

　　青蒿——清热透络，引邪外出

臣　生地——滋阴凉血

　　知母——滋阴降火

　　二者共助鳖甲以养阴退虚热

佐　丹皮——泄血中伏火，以助青蒿清透阴分伏热

【重点】

1. 主要配伍：鳖甲配青蒿，二者配伍有"先入后出"之妙，"青蒿不能直入阴分，有鳖甲领之入也；鳖甲不能独出阳分，有青蒿领之出也"。

2. 配伍特点：滋清相伍，邪正兼顾，养阴而不恋邪，清热而不伤阴。

3. 使用注意：青蒿不耐高温，宜用沸水泡服。

【难点】

1. 青蒿鳖甲汤与清营汤都有透热养阴的作用，临证应如何区别使用？

2. 青蒿鳖甲汤适应证中之"夜热早凉，热退无汗"的

机理何在?

【小结】

表 10 – 1 清热剂方比较

方名	相同点	不同点
白虎汤	均能清热生津,治疗气分热证	功专力猛,重在清热保津。主治阳明经热盛或气分实热证
竹叶石膏汤		清热之力稍逊,并能益气养阴,和胃止呕。主治热病后期,气津已伤,余热未清者
清营汤	均以犀角、生地为主,以治热入营血证	在清热凉血中伍以银花、连翘等轻清宣透之品,寓有"透热转气"之意。适用于邪初入营、尚未动血之证
犀角地黄汤		配伍芍药、丹皮泄热散瘀,寓有"凉血散血"之意。用治热入血分而见耗血、动血之证
黄连解毒汤	均有清热解毒之功	苦寒直折,主治三焦火毒炽盛证
凉膈散		以泻代清,主治上中二焦火热证
普济消毒饮		以清热解毒、疏风散邪为法,并佐以升阳散火、发散郁热。主治肿毒发于头面的大头瘟证
仙方活命饮		于清热解毒之中,伍以行气活血、散结消肿之品。通治阳证肿毒,对痈疮初起者更宜
导赤散	均可清泻脏腑之热	上清心火,下利小肠。主治心经火热证或心热移于小肠之证
龙胆泻肝汤		上清肝胆实火,下利肝经湿热。主治肝胆实火上炎或肝经湿热下注证
左金丸		清泻肝火,降逆止呕,肝胃同治。主治肝火犯胃证

续表

方名	相同点	不同点
泻白散	均可清泻脏腑之热	清泄肺热。主治肺热喘咳证
苇茎汤		清肺热，化痰，逐瘀排脓。主治热毒壅肺，痰瘀互结之肺痈
清胃散		清胃凉血。主治胃有积热，循经上攻所致牙痛
玉女煎		清胃热，滋肾阴。主治阳明胃火有余，少阴肾水不足之胃热阴虚证
芍药汤		清热燥湿，调和气血。主治湿热痢疾
白头翁汤		清热解毒，凉血止痢。主治热毒深陷血分之热毒血痢
青蒿鳖甲汤	均可清虚热	滋清相伍，邪正兼顾，养阴透热。主治温病后期，阴液已伤，邪伏阴分之虚实夹杂证
清骨散		清虚热，退骨蒸。主治肝肾阴虚，虚火内扰证
当归六黄汤		滋阴泻火，固表止汗。主治阴虚火旺之盗汗证

复习思考题

一、单项选择题

1. 主治阳明气分热盛证的代表方是（　　　）

　　A. 清营汤　　　　　　　　B. 白虎汤

　　C. 犀角地黄汤　　　　　　D. 黄连解毒汤

　　E. 清瘟败毒饮

2. 白虎汤中原方石膏的用量是（　　　）

    A. 一斤　　　　　　　　　B. 六两

    C. 四两　　　　　　　　　D. 二斤

    E. 八合

3. 以下关于导赤散中生甘草梢的配伍意义错误的是

    （　　　）

    A. 调和药性　　　　　　　B. 缓急止痛

    C. 止咳化痰　　　　　　　D. 清热

    E. 护胃和中

4. 身热夜甚，神烦少寐，时有谵语，斑疹隐隐，脉

    数，舌绛而干。治宜选用（　　　）

    A. 安宫牛黄丸　　　　　　B. 犀角地黄汤

    C. 清营汤　　　　　　　　D. 黄连解毒汤

    E. 清瘟败毒饮

5. 温病后期，夜热早凉，热退无汗，舌红少苔，脉细

    数。治宜选用（　　　）

    A. 清骨散　　　　　　　　B. 犀角地黄汤

    C. 清营汤　　　　　　　　D. 青蒿鳖甲汤

    E. 当归六黄汤

6. 清营汤中用以"透热转气"的药物是（　　　）

    A. 丹参、黄连　　　　　　B. 生地、竹叶

    C. 银花、连翘　　　　　　D. 芦根、生地

    E. 犀角、麦冬

7. 白头翁汤的功效是（　　　）

    A. 清热解毒，凉血散瘀

    B. 清热燥湿，调和气血

    C. 清热解毒，凉血止痢

    D. 清热解毒，透热养阴

    E. 凉血止血，活血化瘀

8. 导赤散的组成是（　　　）

    A. 石膏、滑石、通草、芦根

    B. 生地、木通、甘草梢、竹叶

    C. 竹叶、芦根、滑石、甘草

    D. 甘草、木通、生地、石膏

    E. 石膏、芦根、木通、甘草

9. 龙胆泻肝汤中清利湿热的药物是（　　　）

    A. 泽泻、车前子、茯苓

    B. 车前子、木通、茯苓

    C. 木通、茯苓、猪苓

    D. 木通、泽泻、车前子

    E. 木通、泽泻、茯苓

10. 龙胆泻肝汤中配伍的防止苦寒渗利伤阴的药物是
    （　　　）

    A. 生地、当归　　　　　　B. 熟地、当归

    C. 熟地、麦冬　　　　　　D. 生地、麦冬

    E. 麦冬、当归

11. 泻白散的君药是（　　　）

    A. 地骨皮　　　　　　　　B. 桑白皮

    C. 甘草　　　　　　　　　D. 粳米

    E. 桑白皮和地骨皮

12. 清胃散的君药是（　　　）

    A. 黄连　　　　　　　　　B. 黄芩

C. 当归　　　　　　　　D. 牡丹皮

E. 生地

13. 清胃散中体现"火郁发之"之意的药物是（　　）

A. 柴胡　　　　　　　　B. 升麻

C. 桔梗　　　　　　　　D. 薄荷

E. 菊花

14. 牙痛齿松，烦热干渴，舌红苔黄而干。治宜选用
（　　）

A. 清胃散　　　　　　　B. 导赤散

C. 白虎汤　　　　　　　D. 泻白散

E. 玉女煎

15. 玉女煎的君药是（　　）

A. 熟地　　　　　　　　B. 麦冬

C. 石膏　　　　　　　　D. 牛膝

E. 知母

16. 芍药汤中的反佐药是（　　）

A. 槟榔　　　　　　　　B. 黄连

C. 大黄　　　　　　　　D. 肉桂

E. 黄芩

17. 芍药汤中配伍的体现"通因通用"法的药是（　　）

A. 芍药　　　　　　　　B. 黄连

C. 大黄　　　　　　　　D. 肉桂

E. 当归

18. 白头翁汤的主治是（　　）

A. 热毒痢　　　　　　　B. 湿热痢

C. 寒湿痢　　　　　　　D. 虚寒痢

E. 阴虚痢

19. 青蒿鳖甲汤的臣药是（　　　）

A. 知母、地骨皮　　　　　　B. 知母、丹皮

C. 知母、熟地　　　　　　　D. 生地、知母

E. 麦冬、生地

20. 普济消毒饮的功效是（　　　）

A. 辛凉解表，发散风热

B. 清热解毒，疏风散邪

C. 清热解毒，消肿溃坚

D. 清热生津，祛痰利咽

E. 清泄肺热，止咳化痰

二、填空题

1. 清热剂具有_____、_____、_____、_____等作用。

2. 导赤散主治_____证，功用是_____
_____。

3. 龙胆泻肝汤的功用是_____。

4. 清胃散主治_____证，功用是
_____。

5. 主治大头瘟的代表方剂是_____。

6. 泻白散主治_____证，功用是_____
_____。

7. 普济消毒饮中"火郁发之"的药物是_____、
_____。

8. 清营汤中体现"透热转气"的药物是_____、
_____。

9. 芍药汤和白头翁汤共有的药物是_____。

10. 体现"先入后出"配伍特点的代表方剂是_____
_____。

11. 体现"苦寒直折"配伍特点的代表方剂是_____
_____。

12. 玉女煎由麦冬、知母_____、_____、
_____组成。

13. 犀角地黄汤由犀角、生地、_____、_____
组成。

三、简答题

1. 清热剂共分哪几类？并各举一代表方。

2. 龙胆泻肝汤中生地、当归的配伍意义是什么？

3. 芍药汤中肉桂的配伍意义何在？

4. 白虎汤的主治病证及其临床表现有哪些？

5. 清胃散和玉女煎都可治疗牙痛，临床应如何区别
使用？

四、病案分析（要求：进行病机分析，作出诊断，确立治法、处方）

1. 患者，男性，14 岁。感冒发热 8 天，自服抗生素无
效。现面红目赤，口干渴，烦躁不安，汗出蒸蒸，舌红，
苔黄厚，脉数，体温 40.7℃[1]。

2. 患者，男性，49 岁。一周前右眼开始发红、瘙痒，
用氯霉素眼药水滴眼治疗 5 天无效。现见右眼睑红肿，白
睛发红、发痒，分泌物增多，畏光；伴右侧头胀痛，舌红
苔黄，脉弦数有力[2]。

参 考 文 献

［1］段富津．方剂学习题集．上海：上海科学技术出版社，1999

［2］邓中甲．方剂学习题集．北京：中国中医药出版社，2003

第十一章　温里剂

【教学目的与要求】

1. 熟悉温里剂的概念、适用范围、分类及使用注意。

2. 掌握理中丸、小建中汤、四逆汤、当归四逆汤、阳和汤。

3. 熟悉吴茱萸汤、大建中汤、回阳救急汤、暖肝煎、黄芪桂枝五物汤。

概述

1. 概念：凡以温热药为主组成，具有温中祛寒、回阳救逆、散寒通脉作用，用以治疗里寒证的方剂，统称温里剂。

2. 分类及代表方

（1）温中祛寒剂：代表方如理中丸。

（2）回阳救逆剂：代表方如四逆汤。

（3）温经散寒剂：代表方如当归四逆汤。

3. 使用注意

（1）辨清寒热真假，热证、阴虚证、真热假寒证禁用。

（2）用量宜因人、因时、因地而异。

（3）药入格拒者，可反佐少量寒凉药物。

第一节　温中祛寒剂

理中丸
《伤寒论》

理中丸主理中乡，甘草人参术干姜，

呕利腹痛阴寒盛，或加附子总扶阳。

【组成】人参　干姜　炙甘草　白术各三两（各9g）

【功用】温中祛寒，补气健脾

【主治】

1. 脾胃虚寒证

（1）病机：脾胃虚寒，运化升降失司。

（2）辨证要点：腹痛喜温喜按，呕吐便溏，脘痞食少，畏寒肢冷，舌淡苔白，脉沉细。

2. 阳虚失血证

（1）病机：脾阳不足，不能统血。

（2）辨证要点：便血、吐血、衄血或崩漏等，血色暗淡，质地清稀，气短神疲，脉沉细或虚大无力。

3. 其他

（1）中阳不足，阴寒上乘之胸痹。

（2）脾气虚寒，不能摄津之病后多涎唾。

（3）中阳虚损，土不荣木之小儿慢惊。

【方解】

君　干姜——温中祛寒

臣　人参——补气健脾

佐　白术——健脾燥湿

佐使　炙甘草——补中气，调和诸药

【重点】

1. 药量特点： 四味药量相等，各为三两。

2. 用法特点： 既做丸剂服，亦常用作汤剂。

3. 配伍要点： 温补并用，以温为主。

4. 使用注意： 服丸剂时，以沸汤和一丸，日三服，夜二服，腹中未热，益增至三四丸；煮汤服后，饮热粥以助药力，盖好被子以防再受寒凉。

【难点】

1. 理中丸服后为什么饮热稀粥？

2. 本方汤、丸剂如何选择？

小建中汤

《伤寒论》

小建中汤芍药多，桂枝甘草姜枣和，

更加饴糖补中脏，虚劳腹痛服之瘥。

【组成】桂枝去皮，三两（9g）　甘草炙，二两（6g）大枣擘，十二枚（6枚）　芍药六两（18g）　生姜切，三两（9g）　胶饴一升（30g）

【功用】温中补虚，和里缓急。

【主治】中焦虚寒，肝脾失调，阴阳不和证。

（1）病机：中焦虚寒，土虚木乘，阴阳失调。

（2）辨证要点：腹中拘急疼痛，喜温喜按，舌淡苔白，脉细弦。

【方解】

君　饴糖——温中补虚，缓急止痛

臣 桂枝——温中散寒

　　芍药——养血柔肝，缓急止痛

佐 生姜、大枣——补脾温胃，调和营卫

佐使 炙甘草——益气和中，调和诸药

【重点】

1. 药量特点：本方由桂枝汤倍芍药加饴糖而成。饴糖重用，为方中君药。

2. 配伍要点：重在甘温，兼用阴柔，温中补虚，柔肝理脾；辛甘与酸甘并用，滋阴和阳，营卫并调。

3. 使用注意：呕吐或中满者不宜使用；阴虚火旺之胃脘疼痛忌用。

【难点】

1. 历代对本方君药有何分歧意见？

2. 为什么"阴阳气血俱虚"可以通过补益中焦来治疗？以小建中汤为例加以说明。

第二节　回阳救逆剂

四逆汤

《伤寒论》

四逆汤中附草姜，阳衰寒厥急煎尝，

腹痛吐泻脉沉细，急投此方可回阳。

【组成】甘草炙，二两（6g）　干姜一两半（6g）　附子生用，去皮，破八片，一枚（15g）

【功用】回阳救逆。

【主治】少阴病，心肾阳衰寒厥证。

（1）病机：心肾阳衰，阴寒内盛。

（2）辨证要点：四肢厥逆，神衰欲寐，面色苍白，脉微细。

【方解】

君　生附子——温脾肾，散阴寒，回阳气

臣　干姜——温中散寒，助阳通脉

佐使　炙甘草——益气补中，监制姜附，调和药性

【重点】

1. 药量特点：常人附子一枚，干姜一两半；强人可大附子一枚，干姜三两。

2. 用法特点：附子先煎一小时，再与余药同煎。

3. 使用注意

（1）使用反佐法：热药冷服，或加猪胆汁服。

（2）孕妇禁用。

（3）真热假寒者忌用。

【难点】

1. 本方阳气虚衰，为何不补阳？

2. 本方主治阴盛阳衰证，为什么不以附子、肉桂配合使用？

第三节　温经散寒剂

当归四逆汤

《伤寒论》

当归四逆用桂芍，细辛通草甘大枣，
养血温经通脉剂，血虚寒厥服之效。

【组成】当归三两（12g） 桂枝去皮，三两（9g） 芍药三两（9g） 细辛三两（3g） 甘草炙，二两（6g） 通草二两（6g） 大枣擘，二十五枚（8 枚）

【功用】温经散寒，养血通脉。

【主治】血虚寒厥证。

（1）病机：肝血不足，寒凝经脉。

（2）辨证要点：手足厥寒，舌淡苔白，脉细欲绝。

【方解】

君 当归——养血和血

　　桂枝——温经散寒，通脉

臣 细辛——温经散寒，助桂枝温通血脉

　　白芍——养血和营，助当归补益营血

佐 通草——通利血脉

　　大枣、炙甘草——益气健脾，养血补虚

使 炙甘草——调和诸药

【重点】

1. 本方为桂枝汤去生姜，倍大枣，加当归、细辛、通草而成。

2. 配伍特点：温而不燥，补而不滞。

【难点】

四逆汤、四逆散、当归四逆汤同治四肢厥逆，三者理法及主治上有何不同？

阳和汤

《外科证治全生集》

阳和汤法解寒凝，贴骨流注鹤膝风，

熟地鹿胶姜炭桂，麻黄白芥甘草从。

【组成】熟地黄一两（30g）　麻黄五分（2g）　鹿角胶三钱（9g）　白芥子炒研，二钱（6g）　肉桂去皮，研粉，一钱（3g）　生甘草一钱（3g）　炮姜炭五分（2g）

【功用】温阳补血，散寒通滞。

【主治】阴疽。

（1）病机：阳虚血寒，寒凝痰滞，痹阻于内。

（2）辨证要点：患处漫肿无头，皮色不变，酸痛无热，口中不渴，舌淡苔白，脉沉细。

【方解】

君　熟地黄——滋补营血，填精补髓

　　鹿角胶——温阳养血

臣　肉桂、炮姜炭——入血分温经散寒

佐　白芥子——搜剔筋骨寒痰

　　麻黄——宣散肌肉寒邪

使　生甘草——解毒，调和诸药

【重点】

1. 药量特点：重用熟地，轻用麻黄。二者用量比例为 15～20：1。

2. 配伍要点：采用层层透析法，使筋骨、血脉、肌肉、关节、肌表之寒邪痰滞得以祛除；补血药与温阳药合用，祛寒不伤正；辛散药与滋腻药共施，补精血不恋邪。

3. 使用注意：阳证疮疡红肿热痛，或阴虚有热，或疽已溃破者不宜。

【难点】

为什么本方要重用熟地，轻用麻黄？

【小结】

表 11 -1 温里剂方比较

方名	相同点	不同点
理中丸	均有温中补虚之功，用治中焦虚寒证	重在温养脾阳，长于止泻。是治疗中焦虚寒证的代表方剂
小建中汤		重在温补缓急，尤善止痛。是治疗中焦脾阳不振，气血不足，虚劳杂病之代表方剂
吴茱萸汤		重于散寒降逆，善于止呕。是治疗阳明、厥阴、少阴三焦虚寒之代表方剂
大建中汤		重在散寒降逆。主治中阳衰弱，阴寒内盛之脘腹疼痛
四逆汤	均能回阳救逆，主治阳衰阴盛证	药简效专，为治疗少阴心肾阳衰寒厥证之基础方
回阳救急汤		温补并行，散中有收。为治疗寒邪直中三阴，真阳衰微证之常用方
当归四逆汤	均能温经散寒，主治寒凝经脉证	温阳与散寒并用，养血与通脉兼施。主治血虚受寒，寒凝经脉的手足逆冷及疼痛证
黄芪桂枝五物汤		益气温经，和血通痹。主治肌肤麻木不仁之血痹证
暖肝煎		温补肝肾与行气散寒并行。主治肝肾不足，寒凝肝脉证
阳和汤		温补营血药与辛散温通药相伍。为治疗阴疽之代表方

复习思考题

一、单项选择题

1. 理中丸的组成是（　　）
   A. 人参　干姜　白术　炙甘草
   B. 人参　茯苓　白术　生姜
   C. 人参　茯苓　生姜　炙甘草
   D. 人参　白术　生姜　炙甘草
   E. 以上都不是

2. 小建中汤的组成包含有（　　）
   A. 饴糖一升　芍药三两
   B. 饴糖一升　芍药四两
   C. 饴糖一升　芍药五两
   D. 饴糖一升　芍药六两
   E. 以上都不是

3. 当归四逆汤的组成是（　　）
   A. 桂枝汤去芍药，加当归、细辛、木通
   B. 桂枝汤去生姜，加当归、细辛、木通
   C. 桂枝汤去甘草，加当归、细辛、木通
   D. 桂枝汤去大枣，加当归、细辛、木通
   E. 以上都不是

4. 具有温中祛寒，补气健脾功效的方剂是（　　）
   A. 理中丸　　　　　　　　B. 吴茱萸汤
   C. 小建中汤　　　　　　　D. 大建中汤
   E. 以上都不是

5. 小建中汤的功效是（　　　）

　　A. 温中补虚，和里缓急

　　B. 温中补虚，养血通脉

　　C. 温中补虚，降逆止痛

　　D. 温中补虚，降逆止呕

　　E. 以上都不是

6. 小建中汤中芍药与桂枝用量之比是（　　　）

　　A. 1 : 1　　　　　　　　　　B. 1 : 2

　　C. 2 : 1　　　　　　　　　　D. 3 : 2

　　E. 5 : 1

7. 当归四逆汤的功效是（　　　）

　　A. 活血化瘀，温经止痛

　　B. 温经散寒，养血通脉

　　C. 温经散寒，养血化瘀

　　D. 温经补血，散寒通滞

　　E. 以上都不是

8. 下列不属于理中丸主治范围的是（　　　）

　　A. 亡阳证　　　　　　　　　B. 阳虚失血

　　C. 脾胃虚寒的呕吐　　　　　D. 脾胃虚寒的下利

　　E. 以上都不是

9. 下列不属于小建中汤主治范围的是（　　　）

　　A. 虚劳腹痛

　　B. 中阳虚弱，手足烦热

　　C. 骨蒸盗汗

　　D. 中气虚寒，面色无华

　　E. 以上都不是

10. 腹痛时作，喜温喜按，按之痛减，舌淡苔白，脉
    细弦而缓。当首选（　　）
    A. 理中汤　　　　　　　　B. 大建中汤
    C. 吴茱萸汤　　　　　　　D. 小建中汤
    E. 以上均不是

11. 四肢厥逆，恶寒蜷卧，吐利腹痛，下利清谷，神
    疲欲寐，脉沉微细。当首选（　　）
    A. 当归四逆汤　　　　　　B. 四逆散
    C. 四逆汤　　　　　　　　D. 小建中汤
    E. 以上都不是

12. 四逆汤证四肢厥逆的机理是（　　）
    A. 阳气内郁　　　　　　　B. 肝郁气滞
    C. 寒凝经脉　　　　　　　D. 阴盛阳衰
    E. 以上均不是

13. 血虚受寒，症见手足厥冷，舌淡苔白，脉沉细。
    当首选方剂（　　）
    A. 四逆散　　　　　　　　B. 四逆汤
    C. 当归四逆汤　　　　　　D. 小建中汤
    E. 以上都不是

14. 下列不属于当归四逆汤主治证范围的是（　　）
    A. 手足厥冷　　　　　　　B. 脉象沉细
    C. 腹痛下利　　　　　　　D. 舌淡苔白
    E. 以上都不是

15. 理中丸的君药是（　　）
    A. 干姜　　　　　　　　　B. 人参
    C. 白术　　　　　　　　　D. 炙甘草

　　　　E. 以上都不是

16. 小建中汤证腹痛的病机是（　　　）

　　　　A. 中阳不足，肝脾失调

　　　　B. 中阳不足，阴寒内盛

　　　　C. 中阳不足，气机不畅

　　　　D. 中阳不足，运化失权

　　　　E. 中阳不足，水寒阻遏

17. 治疗阴疽的方剂是（　　　）

　　　　A. 阳和汤　　　　　　　　B. 黄芪桂枝五物汤

　　　　C. 犀黄丸　　　　　　　　D. 小金丹

　　　　E. 当归四逆汤

二、填空题

1. 小建中汤的功用是＿＿＿＿＿＿＿＿＿＿＿＿＿＿＿＿。

2. 小建中汤是由＿＿＿＿＿＿倍＿＿＿＿＿＿加饴糖
而成。

3. 理中丸的功用是＿＿＿＿＿＿＿＿＿＿＿＿＿＿＿＿
＿＿＿＿＿。

4. 温经散寒类方剂的代表方是＿＿＿＿＿＿＿＿＿＿。

5. 主治阳虚寒厥的代表方是＿＿＿＿＿＿＿＿＿＿＿。

6. 主治血虚寒厥的代表方是＿＿＿＿＿＿＿＿＿＿＿。

7. 温里剂具体分为＿＿＿＿、＿＿＿＿、＿＿＿＿
三类。

8. 阳和汤用肉桂的作用是＿＿＿＿＿＿＿＿＿＿＿＿＿
＿＿＿＿＿＿＿＿＿。

9. 阳和汤方中的君药是＿＿＿＿＿＿＿＿＿＿＿。

10. 理中丸方中的君药是＿＿＿＿＿＿。

三、简答题

1. 何谓"寒因寒用"的反佐之法?

2. 理中丸主治病证及临床表现有哪些?

3. 小建中汤中配伍芍药、桂枝的作用是什么?

4. 阳和汤中配伍麻黄的意义是什么?

5. 理中丸与小建中汤的证治机理、证治要点各是什么?

四、病案分析（要求：进行病机分析，作出诊断，确立治法、处方）

患者王月生，男，39 岁。腹泻已逾一年，经常肠鸣，大便稀溏，日下八九次，食欲欠佳，完谷不化，曾经数十次医治而少效。予诊时，患者面色惨白无华，精神疲乏，腹部稍胀而喜按，舌苔浮有一层黄色厚腻，脉细迟。

（连建伟. 方剂学. 北京：科学出版社. 2007）

第十二章　表里双解剂

【教学目的与要求】

1. 熟悉表里双解剂的概念、适用范围分类及使用注意。

2. 掌握葛根黄芩黄连汤、大柴胡汤。

3. 熟悉防风通圣散。

概述

1. 概念：凡以解表药配伍清热药，或温里药，或泻下药等为主组成，具有表里同治、内外分解等作用，用以治疗表里同病的方剂，统称表里双解剂。

2. 分类及代表方

（1）解表清里剂：代表方如葛根黄芩黄连汤。

（2）解表温里剂：代表方如五积散。

（3）解表攻里剂：代表方如大柴胡汤。

3. 使用注意

（1）表里双解剂适用于邪气在表，而里证又急之证。

（2）要辨别表证与里证的寒、热、虚、实属性。

（3）使用表里双解剂时，要分清表证与里证的轻重主次，权衡表药与里药的比例，以免造成太过或不及之弊。

第一节　解表清里剂

葛根黄芩黄连汤
《伤寒论》

葛根芩连甘草伍，用时先将葛根煮，
内清肠胃外解表，协热下利喘汗除。

【组成】葛根半斤（15g）　甘草炙，二两（6g）　黄芩三两（9g）　黄连三两（9g）

【功用】解表清里。

【主治】表证未解，邪热入里证。

（1）病机：太阳表证未解，阳明里热已炽，肠失传导，迫肺蒸表。

（2）辨证要点：身热下利，苔黄，脉数。

【方解】

君　葛根——解表清热，升阳止泻

臣　黄连、黄芩——辛苦寒清热，厚肠止利

佐使　甘草——甘缓和中，调和诸药

【重点】

1. 重用葛根的意义：葛根甘辛而凉，入脾胃经，阳明外主肌肉，内主胃腑，葛根在外可解肌发表以散热，在里可升发脾的清阳之气以止泄痢，故重用之。

2. 配伍特点：一为外疏内清，表里兼治，而以清里热为主；二为辛凉升散与苦寒清降并施，寓"清热升阳止利"之法。

3. 使用注意

（1）原方先煎葛根，后纳诸药，可使"解肌之力优而清中之气锐"（《伤寒来苏集》）。

（2）虚寒下利者忌用。

【难点】

葛根黄芩黄连汤以治里热证为主，为何以葛根为主药？

第二节　解表攻里剂

大柴胡汤

《伤寒论》

大柴胡汤用大黄，枳芩夏芍枣生姜，
少阳阳明同合病，和解攻里效无双。

【组成】柴胡半斤（24g）　黄芩三两（9g）　芍药三两（9g）　半夏洗，半升（9g）　枳实炙，四枚（9g）　大黄二两（6g）　大枣擘，十二枚（4枚）　生姜切，五两（15g）

【功用】和解少阳，内泻热结。

【主治】少阳阳明合病。

（1）病机：少阳病未解，兼阳明热结。

（2）辨证要点：往来寒热，胸胁苦满，心下满痛，呕吐，便秘，舌苔黄，脉弦数有力。

【方解】

君　柴胡——疏解少阳之邪

臣　黄芩——清泄少阳郁热

　　大黄、枳实——泻热通腑，行气破结，内泻阳明
　　　　　　　　热结

佐　芍药——缓急止痛

　　半夏——和胃降逆，辛开散结

　　生姜——止呕，又可解半夏之毒

佐使　大枣——和中益气，并调和诸药

【重点】

1. 主要配伍：本方由小柴胡汤去人参、甘草，加大黄、白芍、枳实而成。

2. 配伍特点：本方为和下两法合方，但以和解少阳为主，辅以内泻阳明，佐以缓急降逆。

【难点】

大柴胡汤由小柴胡汤变化而来，为何要去人参、甘草，而不用芒硝、厚朴？

【小结】

表 12-1　表里双解剂方比较

方名	相同点	不同点
葛根芩连汤		主以清里，兼以疏表。主治协热下利
大柴胡汤	表里双解	解表攻里之剂，用于少阳阳明合病
防风通圣散		集汗、下、清、利于一方。主治风热壅盛、表里俱实证

复习思考题

一、单项选择题

1. 大柴胡汤的功用是（　　　）

　　A. 透邪解郁，疏肝理脾

    B. 和解少阳，内泻热结

    C. 和解少阳

    D. 疏肝理气，活血止痛

    E. 解肌发表，调和营卫

2. 大柴胡汤用量最大的药物是（　　　）

    A. 柴胡　　　　　　　　　　B. 生姜

    C. 枳实　　　　　　　　　　D. 大黄

    E. 黄芩

3. 下列不属于葛根黄芩黄连汤主治证范畴的是（　　　）

    A. 身热　　　　　　　　　　B. 口干作渴

    C. 下利臭秽　　　　　　　　D. 喘而汗出

    E. 头痛身疼

4. 具有疏风解表，泻热通便功用的方剂是（　　　）

    A. 甘露消毒丹　　　　　　　B. 凉膈散

    C. 防风通圣散　　　　　　　D. 大柴胡汤

    E. 葛根黄芩黄连汤

5. 防风通圣散中配伍薄荷的主要用意是（　　　）

    A. 疏肝解郁　　　　　　　　B. 疏散风热

    C. 清利头目　　　　　　　　D. 疏表透疹

    E. 散邪利咽

6. 组成药物中含芍药的方剂是（　　　）

    A. 温脾汤　　　　　　　　　B. 凉膈散

    C. 大柴胡汤　　　　　　　　D. 白头翁汤

    E. 新加黄龙汤

7. 同时含有黄芩、甘草的方剂是（　　　）

    A. 白头翁汤　　　　　　　　B. 清胃散

    C. 玉女煎　　　　　　　　　　D. 导赤散

    E. 葛根黄芩黄连汤

8. 往来寒热，胸胁苦满，郁郁微烦，呕吐不止，心下满痛，大便不解，舌苔黄厚，脉弦有力者。治宜选用（　　　）

    A. 大承气汤　　　　　　　　　B. 小承气汤

    C. 大柴胡汤　　　　　　　　　D. 小柴胡汤

    E. 调胃承气汤

二、填空题

1. 葛根黄芩黄连汤的功用是＿＿＿＿＿＿＿＿＿＿，主治＿＿＿＿＿＿＿＿＿＿。

    2. 大柴胡汤是由＿＿＿＿＿＿和＿＿＿＿＿＿两方加减而成。

    3. 防风通圣散剂主治＿＿＿＿＿＿＿＿＿＿＿＿之证。

    4. 防风通圣散的配伍特点是集＿＿＿＿＿、＿＿＿＿＿、＿＿＿＿＿、＿＿＿＿＿法于一方。

三、简答题

1. 大柴胡汤为什么重用生姜？

2. 运用表里双解剂的使用注意有哪些？

四、病案分析（要求：进行病机分析，作出诊断，确立治法、处方）

    陈某，女，12岁，学生。患者顿患泄泻，时值五月，症见高热，气促，汗出，腹泻如注，小便短赤，舌红苔黄，脉一息七至。

第十三章 补益剂

【教学目的与要求】

1. 熟悉补益剂的概念、适用范围、分类及使用注意。

2. 掌握四君子汤、参苓白术散、补中益气汤、玉屏风散、生脉散、四物汤、归脾汤、六味地黄丸、肾气丸、地黄饮子、炙甘草汤。

3. 熟悉当归补血汤、左归丸、大补阴丸、一贯煎、百合固金汤、益胃汤、右归丸。

概述

1. 概念：凡以补益药为主组成，具有补养人体气、血、阴、阳等作用，治疗各种虚损病证的方剂，统称补益剂。

2. 分类及代表方

（1）补气剂：代表方如四君子汤、参苓白术散、补中益气汤、玉屏风散、生脉散。

（2）补血剂：代表方如四物汤、归脾汤。

（3）气血双补剂：代表方如八珍汤。

（4）补阴剂：代表方如六味地黄丸。

（5）补阳剂：代表方如肾气丸。

（6）阴阳并补剂：代表方如龟鹿二仙胶、地黄饮子。

（7）气血阴阳并补剂：代表方如炙甘草汤。

3. 使用注意

（1）使用原则：正虚无邪，否则闭门留寇。

（2）不可滥用。

（3）顾及气、血、阴、阳及脏腑相互滋生的关系。

（4）辨清虚证的真假。

（5）注意脾胃功能（配伍行气理脾开胃之品，虚不受补者，宜先调理脾胃）。

（6）煎药法：宜文火久煎，定时定量服，饭前空腹服为佳。

第一节　补气剂

四君子汤

《太平惠民和剂局方》

四君子汤中和义，参术茯苓甘草比，

益以夏陈名六君，祛痰补益气虚饵，

除却半夏名异功，或加香砂气滞使。

【组成】人参　白术　茯苓　炙甘草（各6g）各等分

【功用】补气健脾。

【主治】脾胃气虚证。

（1）病机：中气亏虚，运化升降失常。

（2）辨证要点：面白乏力，食少便溏，舌淡苔白，脉虚无力。

【方解】

君　人参——大补元气

臣　白术——补脾燥湿

佐　茯苓——健脾渗湿

使　炙甘草——益气补中，调和诸药

【重点】

1. 本方与理中丸之异同（表 13-1）

表 13-1　理中丸与四君子汤之异同

项目	同　　异	理中丸	四君子汤
组成	参、术、草	干姜	茯苓
功用	补气健脾	重在温中祛寒	功专补气健脾
主治	脾胃虚弱	脾胃虚寒证	脾胃气虚证

2. 配伍要点：重在补益脾胃之虚，兼以苦燥淡渗以祛湿浊，颇合脾欲缓、喜燥恶湿之性。专补中气，补中有泻，补而不滞，平补不峻。

【难点】

本方为何是补气的代表方、基础方，并举例说明？

参苓白术散

《太平惠民和剂局方》

参苓白术扁豆陈，山药甘莲砂薏仁，

桔梗上浮兼保肺，枣汤调服益脾神。

【组成】莲子肉一斤（9g）　薏苡仁一斤（9g）　砂仁一斤（6g）　炒桔梗一斤（6g）　炒白扁豆一斤半（12g）

白茯苓二斤（15g）　人参二斤（15g）　甘草二斤（10g）
白术二斤（15g）　山药二斤（15g）　（原方用法中有大枣）

【功用】　益气健脾，渗湿止泻。

【主治】　脾虚夹湿证。

（1）病机：脾胃虚弱，运化失司，湿浊内停。

（2）辨证要点：气短乏力，肠鸣泄泻，舌淡苔腻，脉虚缓。

【方解】

君　白茯苓、人参、白术——益气健脾渗湿

臣　山药、莲子肉——健脾益气，兼能止泻
　　薏苡仁、白扁豆——健脾渗湿

佐　缩砂仁——醒脾和胃，行气化滞
　　大枣——健脾益气
　　桔梗——宣肺利气，通调水道，载药上行（培土生金）

使　甘草——健脾和中，调和诸药

【重点】

1. 用法特点：研成粉末，枣汤调服。

2. 长于止泻：苓、参、术、草、山药、莲子肉补脾可以止泻；薏苡仁、白扁豆渗湿可以止泻；桔梗升提清阳可以止泻。

3. 配伍要点：本方补脾与利湿并用，而以补脾为主，祛湿止泻；补脾与补肺兼顾，仍以补脾为主，培土生金。

【难点】

桔梗在方中配伍意义是什么？

补中益气汤

《脾胃论》

补中益气芪术陈，升柴参草当归身，

虚劳内伤功独擅，亦治阳虚外感因。

【组成】黄芪一钱（18g）　炙甘草五分（9g）　人参三分（9g）　当归身二分（3g）　橘皮二分或三分（6g）　升麻二分或三分（6g）　柴胡二分或三分（6g）　白术三分（9g）

【功用】补中益气，升阳举陷。

【主治】

1. 脾胃气虚证

（1）病机：饥饱劳役，损伤脾胃，中气虚馁。

（2）辨证要点：少气乏力，面色㿠白，舌淡，脉虚软无力。

2. 气虚下陷证

（1）病机：中气虚馁，升降失常，清阳下陷。

（2）辨证要点：脱肛，子宫脱垂，久泻，久痢，崩漏，兼见气短乏力，舌淡，脉虚。

3. 气虚发热证

（1）病机：清阳下陷，脾湿下流，郁遏阳气而发热。

（2）辨证要点：身热，自汗，渴喜热饮，气短乏力，舌淡，脉虚大无力。

【方解】

君　黄芪——补中益气，升阳固表

臣　炙甘草、人参、白术——补气健脾

佐　当归——养血和血

　　橘皮——理气和胃

佐使　升麻、柴胡——升阳举陷

【重点】

1. 用量：重用黄芪，轻用升麻、柴胡。

2. 配伍要点：本方补气与升提并用，使气虚者补之、气陷者升之、气虚发热者甘温益气而除之，从而使元气内充，清阳得升。

3. 使用注意：①坚持疗程：治疗胃肾下垂至少3～6个月，配合针灸（关元、足三里、内关）和理疗，注意营养。②阴虚发热者禁用。

【难点】

为何不以人参为君？为何四君去茯苓？

玉屏风散

《究原方》，录自《医方类聚》

玉屏风散用防风，黄芪相畏效相成，

白术益气更实卫，表虚自汗服之应。

【组成】防风一两（15g）　炙黄芪　白术各二两（各30g）　（原方用法中有大枣一枚）

【功用】益气固表止汗。

【主治】表虚自汗。

（1）病机：卫气虚弱，不能固表。

（2）辨证要点：汗出恶风，面色㿠白，舌淡脉虚。

【方解】

君　黄芪——补气固表止汗

臣 白术——补气健脾

佐 防风——走表而祛风邪

【重点】

1. 用量：炙黄芪、防风用量比例2∶1。

2. 配伍要点：以益气固表为主，佐入祛风散邪之品，补中兼疏，散中寓收，相反相成。

3. 使用注意：属外感自汗或阴虚盗汗者，不宜使用。

生脉散

《医学启源》

生脉麦冬五味参，保肺清心治暑淫，

气少汗多兼口渴，病危脉绝急煎斟。

【组成】人参五分（9g） 麦冬五分（9g） 五味子五粒（6g）

【功用】益气生津，敛阴止汗。

【主治】

1. 温热、暑热伤气耗阴证

（1）病机：感受暑热之邪，或温热病后期，伤气耗津。

（2）辨证要点：气短，乏力，咽干，舌干红，脉虚数。

2. 久咳肺虚，气阴两虚证

（1）病机：久咳肺虚，气阴两虚。

（2）辨证要点：干咳少痰，短气，口干舌燥，脉虚细。

【方解】

君 人参——甘温，益气生津以补肺

臣 麦门冬——甘寒，养阴清热，润肺生津

佐 五味子——酸温，敛肺止汗，生津止渴

【重点】

1. 配伍要点

(1) 三药相伍，一补一清一敛，以补气为主，气足则能生津敛汗。

(2) 方中气阴同治，补敛合法，使元气充，阴津复，而脉来得生。

(3) 方中人参、麦冬、五味子三药配伍后主入肺经，麦冬合五味子使用，可引人参所补之气直入肺经，故本方称为补肺要方。

2. 使用注意：兼有实邪者禁用。

第二节　补血剂

四物汤

《仙授理伤续断秘方》

四物地芍与归芎，血家百病此方通，

补血调血理冲任，加减运用在其中。

【组成】当归（9g）　川芎（6g）　白芍药（9g）　熟地黄（15g）各等分

【功用】补血和血。

【主治】营血虚滞证。

(1) 病机：营血亏虚，血行不畅。

(2) 辨证要点：头晕心悸，面色、唇爪无华，舌淡，脉细。

【方解】

君　熟地黄——滋阴养血，填精补肾

臣　当归——补血养肝，和血调经

佐　白芍药——养血柔肝和营

　　　川芎——活血行气，调畅气血

【重点】

1. 用量特点：四味药等量。

2. 配伍要点：熟地、白芍阴柔补血之品（血中血药）与辛甘之当归、川芎（血中气药）相配，动静相宜，重在滋补营血，且补中寓行，使补血而不滞血，行血而不伤血。

【难点】

本方为何称为调经基础方？

归脾汤

《重订严氏济生方》

归脾汤用术参芪，归草茯神远志随，

　　酸枣木香龙眼肉，煎加姜枣益心脾。

【组成】白术　茯神　黄芪　龙眼肉　炒枣仁各一两（各18g）　人参　木香各半两（各9g）　炙甘草二钱半（6g）　当归一钱（3g）　远志一钱（3g）　（原方用法中有生姜五片，枣子一枚）

【功用】益气补血，健脾养心

【主治】

1. 心脾气血两虚证

（1）病机：思虑过度，劳伤心脾，气血不足。

（2）辨证要点：心悸失眠，乏力食少，舌淡，脉细弱。

2. 脾不统血证

（1）病机：脾气亏虚，统摄无权。

（2）辨证要点：崩漏，便血，乏力食少，舌淡，脉细者。

【方解】

君　黄芪——补脾益气

　　龙眼肉——补脾气，养心血

臣　人参、白术——补气，增强补脾益气之功

　　当归、酸枣仁——滋养营血，增强补心养血之效

佐　茯神、远志——宁心安神

　　木香——理气醒脾

使　炙甘草——补气健脾，调和诸药

　　生姜、大枣——调和脾胃

【重点】

1. 本方与补中益气汤之异同（表13 – 2）

表13 – 2　归脾汤与补中益气汤之异同

项目	异同	归脾汤	补中益气汤
组成	参、芪、术、草、归	龙眼、茯神、枣仁、远志、木香	升麻、柴胡、陈皮
功用	益气健脾	养血安神	升阳举陷
主治	脾气虚弱，食少体倦	心脾气血两虚，脾不统血，心悸怔忡，健忘失眠，出血	气虚发热；气虚下陷；发热自汗，脏器下垂

2. 配伍要点：心脾同治，以补脾为主，使脾旺则气血生化有权；气血双补，以补气为重，使气旺而益于生血。

【难点】

归脾汤中木香的配伍意义何在？

第三节　补阴剂

六味地黄丸
《小儿药证直诀》

六味地黄益肾肝，萸薯丹泽地苓专，

阴虚火旺加知柏，养肝明目杞菊煎，

若加五味成都气，再入麦冬长寿丸。

【组成】熟地黄八钱（24g）　山萸肉　山药各四钱（各12g）　泽泻　牡丹皮　茯苓各三钱（各9g）

【功用】填精滋阴补肾。

【主治】肾阴精不足证。

（1）病机：肝肾阴虚，阴虚内热。

（2）辨证要点：腰膝酸软，头晕目眩，口燥咽干，舌红少苔，脉沉细。

【方解】

君　熟地黄——滋补肾阴

臣　山萸肉——酸温补养肝肾

　　山药——甘平补益脾阴

佐　泽泻——利湿泄浊，防熟地之滋腻恋邪

　　牡丹皮——清泄相火，制山萸肉之温涩

　　茯苓——淡渗脾湿，助山药之健运

【重点】

1. 用量比例：熟地、山茱萸、山药、泽泻、茯苓、丹皮用量比例为8：4：4：3：3：3。

2. 配伍要点：本方"三补"配伍"三泻"，以补为主；

肝、脾、肾三阴并补，以滋补肾之阴精为主。

3. 使用注意：脾虚泄泻者慎用。

【难点】

本方为何要采用三补三泻？

第四节　补阳剂

肾气丸
《金匮要略》

《金匮》肾气治肾虚，地黄怀药及山萸，

　　丹皮苓泽加附桂，引火归原热下趋。

【组成】地黄八两（24g）　山药　山茱萸各四两（各 12g）　泽泻　茯苓　牡丹皮各三两（各9g）　桂枝　炮附 子各一两（各3g）

【功用】补肾助阳，化生肾气。

【主治】肾阳气不足证。

（1）病机：肾阳亏虚，虚寒内生，气化失司。

（2）辨证要点：腰膝酸软，腰以下冷，小便失常，舌 淡而胖，脉沉无力。

【方解】

　君　干地黄——滋阴补肾

　臣　山茱萸、山药——补肝脾而益精血

　　　附子、桂枝——辛热，助命门以温阳化气

　佐　泽泻、茯苓——利水渗湿泄浊

　　　丹皮——清泄肝火

【重点】

1. 用量比例：补阴药与温阳药的用量比例10∶1。

2. 配伍要点：本方以"三补三泻"，少伍温热之品，取"少火生气"之法，合为"阴中求阳"温补肾气之剂。

3. 使用注意：若咽干口燥、舌红少苔属肾阴不足，虚火上炎者，不宜应用。此外，肾阳虚而小便正常者，为纯虚无邪，不宜使用本方。

【难点】

补肾阳为何以滋阴为主？

第五节　阴阳并补剂

地黄饮子
《黄帝素问宣明论方》

地黄饮子山茱斛，麦味菖蒲远志茯，

苁蓉桂附巴戟天，少入薄荷姜枣服。

【组成】熟干地黄（18～30g）　巴戟天　山茱萸　石斛　肉苁蓉（各9g）　附子炮　五味子　官桂　白茯苓　麦门冬　石菖蒲　远志各等分（各6g）（原方用法中有生姜五片，大枣一枚，薄荷五至七叶）

【功用】滋肾阴，补肾阳，开窍化痰。

【主治】喑痱证。

（1）病机：肾阴阳两虚，虚阳、痰浊上泛，阻塞窍道。

（2）辨证要点：舌强不能言，足废不能用，脉沉细弱。

【方解】

君　熟地黄、山茱萸——补肾填精

肉苁蓉、巴戟天——温壮肾阳

臣　附子、肉桂——温养下元，摄纳浮阳，引火归原

　　石斛、麦冬、五味子——滋阴敛液，壮水以济火

佐　石菖蒲、远志、茯苓——开窍化痰，交通心肾

佐使　薄荷——疏郁而轻清上行

　　姜、枣——和中调药

【重点】

1. 用量比例：原方各等分，现重用熟地黄（18～30g）。

2. 配伍要点：标本兼顾，上下并治，而以治本治下为主。

3. 使用注意：方中用药偏于温补，故对气火上升，肝阳偏亢证而阳热之象明显者，不宜应用。

【难点】

本方主治痰浊上泛之暗痱，为何大量使用滋阴助湿之品？

第六节　气血阴阳并补剂

炙甘草汤（又称复脉汤）

《伤寒论》

炙甘草汤参姜桂，麦冬生地与麻仁，

　　大枣阿胶加酒服，虚劳肺痿效如神。

【组成】炙甘草四两（12g）　生姜三两（9g）　桂枝三两（9g）　人参二两（6g）　生地黄一斤（20g）　阿胶二两（6g）　麦门冬半升（10g）　麻仁半升（10g）　大枣三十枚

（10 枚）

【功用】滋阴养血，益气温阳，复脉定悸。

【主治】

1. 阴血不足，阳气虚弱证

（1）病机：心虚失养，鼓动无力。

（2）辨证要点：脉结代，心动悸，虚羸少气，舌光少苔。

2. 虚劳肺痿

（1）病机：阴亏气少。

（2）辨证要点：咳唾涎沫，形瘦短气，咽干舌燥，舌干而瘦小，脉虚数。

【方解】

君　生地黄——滋阴养血

臣　炙甘草、麦冬、桂枝——益心气，养心阴，通　　　　　　　　　　　　　　　　　　　　心阳

佐　人参、阿胶、麻仁——益气滋阴养血

　　生姜、大枣——益脾胃，滋化源，调阴阳，和　　　　　　　　　　　　　　气血

【重点】

1. 重用生地：原方 1 斤，现代 50g 以上。

2. 现代用法：水酒各半煎服，阿胶烊化。

3. 配伍要点：滋阴养血，益气助阳，滋而不腻，温而不燥，刚柔相济，相得益彰。

【小结】

表 13－3　补益剂方比较

方名	相同点	不同点
四君子汤	补气，主治气虚证	补气基础方。主治脾胃气虚证，补而不滞，平补不峻
参苓白术散		健脾兼能渗湿。主治脾虚夹湿，乏力、泄泻
补中益气汤		健脾兼能升提。主治脾胃气虚，中气下陷，气虚发热
玉屏风散		实卫气固表止汗。主治表虚自汗
生脉散		补肺气兼能养阴。主治气阴两伤证
四物汤	补血，主治血虚证	补血基础方，重在滋补，补中寓行。主治营血虚滞证
当归补血汤		补气生血，重在补气，少伍养血，意在补气以生血。主治血虚发热证
归脾汤		补血兼能安神，心脾同治，重在补脾；气血并补，重在补气。主治心脾气血两虚证或脾不统血证
六味地黄丸	补阴，主治阴虚证	补肾阴平剂，寓泻于补。主治肾阴虚，虚火不旺证
左归丸		补肾阴专方，阳中求阴。主治肾阴虚，虚热未生证
大补阴丸		补肾阴，清虚热重剂，滋阴降火。主治肾阴虚，虚火旺证
一贯煎		补肝肾阴、疏肝气，滋阴疏肝。主治肝肾阴虚，肝气郁滞证
百合固金汤		补肺肾阴、化痰，金水并调。主治肺肾阴亏，虚火上炎证
益胃汤		补胃阴，主治胃阴不足证。

方名	相同点	不同点
肾气丸	补阳，主治阳虚证	少火生气。主治肾阳不足证
右归丸		阴中求阳。主治肾阳不足，命门火衰证
地黄饮子	阴阳俱补，主治阴阳两虚	阴阳并补，化痰开窍。主治肾阴阳不足之喑痱证
炙甘草汤	气血阴阳并补，主治气血阴阳不足之证	滋阴养血，温阳益气，复脉定悸。为主治心动悸，脉结代之主方

复习思考题

一、单项选择题

1. 四君子汤的药物组成是（   ）

    A. 人参 黄芪 白术 炙甘草

    B. 人参 黄芪 茯苓 炙甘草

    C. 人参 白术 茯苓 炙甘草

    D. 人参 白术 大枣 炙甘草

    E. 以上都不是

2. 不属于四君子汤加味而成的方剂是（   ）

    A. 七味白术散   B. 香砂六君子汤

    C. 参苓白术散   D. 补中益气汤

    E. 异功散

3. 四君子汤的功效是（   ）

    A. 补气健脾   B. 益气升阳

C. 健脾养心　　　　　　　D. 渗湿健脾

E. 以上都不是

4. 参苓白术散的药物组成是（　　）

A. 四君子汤加莲子、山药、扁豆、大枣、苡仁、桔梗、苍术

B. 四君子汤加莲子、山药、扁豆、大枣、苡仁、桔梗、藿香

C. 四君子汤加莲子、山药、扁豆、大枣、苡仁、桔梗、枳壳

D. 四君子汤加莲子、山药、扁豆、大枣、苡仁、桔梗、肉桂

E. 四君子汤加莲子、山药、扁豆、大枣、苡仁、桔梗、砂仁

5. 具有益气健脾，渗湿止泻功效的方剂是（　　）

A. 四君子汤　　　　　　　B. 参苓白术散

C. 实脾饮　　　　　　　　D. 补中益气汤

E. 以上都不是

6. 下列不属于补中益气汤组成的药物是（　　）

A. 人参　黄芪　　　　　　B. 白术　炙甘草

C. 白芍　川芎　　　　　　D. 当归　陈皮

E. 升麻　柴胡

7. 补中益气汤的功效是（　　）

A. 补中益气，升阳举陷

B. 健脾益气，和胃渗湿

C. 补中益气，升提止泻

D. 健脾益气，和胃止呕

E. 以上都不是

8. 生脉散的药物组成是（　　　）

   A. 沙参　麦冬　五味子

   B. 人参　麦冬　五味子

   C. 玄参　麦冬　生地

   D. 人参　麦冬　生地

   E. 以上都不是

9. 四物汤药物组成中没有的药物是（　　　）

   A. 大枣　　　　　　　　B. 川芎

   C. 当归　　　　　　　　D. 白芍

   E. 熟地

10. 归脾汤的药物组成是（　　　）

   A. 四君子汤加黄芪、当归、龙眼肉、酸枣仁、远志、木香、山萸肉

   B. 四君子汤加黄芪、当归、龙眼肉、酸枣仁、远志、扁豆、生姜

   C. 四君子汤加黄芪、当归、龙眼肉、酸枣仁、菖蒲、木香、生姜

   D. 四君子汤加黄芪、当归、山萸肉、酸枣仁、菖蒲、木香、生姜

   E. 以上都不是

11. 归脾汤的功效是（　　　）

   A. 益气健脾，补血养心

   B. 补益气血，清热安神

   C. 益气养心，健脾止泻

   D. 补脾止血，养心安神

E. 以上都不是

12. 下列哪项不属于炙甘草汤的组成用药 （　　　）

    A. 白芍　黄芪　　　　　B. 人参　生地

    C. 桂枝　阿胶　　　　　D. 麦冬　麻仁

    E. 以上都不是

13. 六味地黄丸是由下列哪首方剂衍变而来的 （　　　）

    A. 左归丸　　　　　　　B. 炙甘草汤

    C. 左归饮　　　　　　　D. 肾气丸

    E. 以上都不是

14. 下列不属六味地黄丸加味而成的方剂是 （　　　）

    A. 都气丸　　　　　　　B. 左归丸

    C. 麦味地黄丸　　　　　D. 杞菊地黄丸

    E. 以上都不是

15. 肾气丸的功效是 （　　　）

    A. 滋补肝肾　　　　　　B. 补阳利水

    C. 温补肾阳　　　　　　D. 温肾养血

    E. 以上都不是

16. 发热汗出，渴喜温饮，少气懒言，大便稀溏，舌淡苔白，脉洪虚。宜选方 （　　　）

    A. 参苓白术散　　　　　B. 生脉散

    C. 当归补血汤　　　　　D. 补中益气汤

    E. 以上都不是

17. 久咳伤肺，气阴两伤之证当首选方剂 （　　　）

    A. 养阴清肺汤　　　　　B. 生脉散

    C. 百合固金汤　　　　　D. 参苓白术散

    E. 以上都不是

18. 下列不属于四物汤主治证范畴的是（　　　）

　　A. 冲任虚损，月经不调

　　B. 冲任虚损，月经推后

　　C. 冲任虚损，经行腹痛

　　D. 冲任虚损，胎动不安

　　E. 以上都不是

19. 下列不属于归脾汤主治证范围的是（　　　）

　　A. 心悸怔忡，健忘失眠

　　B. 便血崩漏，食少体倦

　　C. 面色萎黄，脉象细弱

　　D. 舌光少津，咽干口燥

　　E. 以上都不是

20. 补中益气汤中具有使诸药补而不滞作用的药物是（　　　）

　　A. 陈皮　　　　　　　　B. 砂仁

　　C. 木香　　　　　　　　D. 香附

　　E. 以上都不是

二、填空题

1. 四君子汤由 _____ 组成，其功用是 _____。

2. 参苓白术散的组成是 _____ 方加 _____ _____ 而成。

3. 参苓白术散中桔梗的作用是既可 _____，又可 _____。

4. 补中益气汤的君药是 _____，其作用是 _____。

5. 玉屏风散由_____组成，其功用是_____。

6. 四物汤的君药是_____，其作用是_____。

7. 当归补血汤中黄芪与当归的比例是_____。

8. 归脾汤中木香的作用是_____。

9. 六味地黄丸的君药是_____其作用是_____。

10. 炙甘草汤中用量最大的药物是_____，其作用是_____。

11. 炙甘草汤中桂枝的作用是_____。

12. 肾气丸中附子、桂枝的作用是_____。

三、简答题

1. 补中益气汤中升麻、柴胡的配伍意义是什么？

2. 归脾汤治疗心悸之主症、用药配伍特点，其与炙甘草所治的心动悸有何不同？

3. 六味地黄丸主治何证，其立法与药物配伍有何特点？

四、病案分析（要求：进行病机分析，作出诊断，确立治法、处方）

患者，张某，女，64 岁，于 2007 年 6 月 8 日初诊。素体虚弱，心慌、气短 1 年余，加重 1 天，伴有头痛头晕。症见心悸不宁，动则尤甚，倦怠乏力，气短，头晕头痛，唇舌爪甲色淡，面色苍白，饮食尚可，夜寐差，舌淡少津，苔少薄白，脉结代。查心电图示：V3～V6 导联 ST 段下移 12mV，T 波倒置，频发室早。经病史、查体及辅助检查排除高心病、肺心病等其他器质性心脏病，诊断为冠心病、心律失常、室性期前收缩。

文玉，李玉红. 炙甘草汤临床应用举隅. 云南中医中药杂志，2009，30（5）：33

第十四章　固涩剂

【教学目的与要求】

1. 熟悉固涩剂的概念、适应范围、分类及使用注意。
2. 掌握真人养脏汤、四神丸、固冲汤。
3. 熟悉金锁固精丸、桑螵蛸散、缩泉丸。

概述

1. 概念：以固涩药为主组成，具有收涩补益作用，治疗正虚滑脱病证的方剂，统称固涩剂。

2. 分类及代表方

（1）固表止汗剂：代表方如牡蛎散。

（2）敛肺止咳剂：代表方如九仙散。

（3）涩肠固脱剂：代表方如真人养脏汤、四神丸。

（4）涩精止遗剂：代表方如金锁固精丸。

（5）固崩止带剂：代表方如固冲汤。

3. 使用注意

（1）标本兼顾。

（2）避免闭门留寇。

（3）热病多汗、外感咳嗽、湿热痢疾初起、食滞泄泻、火扰精泄、湿热溺涩、血热崩漏等属实证者禁用。

第一节　涩肠固脱剂

真人养脏汤
《太平惠民和剂局方》

真人养脏诃粟壳，肉蔻当归桂木香，

术芍参甘为涩剂，脱肛久痢早煎尝。

【组成】人参六钱（6g）　当归六钱（6g）　白术六钱（6g）　肉豆蔻半两（8g）　肉桂八钱（6g）　甘草炙八钱（6g）　白芍药一两六钱（12g）　木香一两四钱（3g）　诃子一两二钱（9g）　罂粟壳三两六钱（6g）

【功用】涩肠固脱，温补脾肾。

【主治】久泻久痢，脾肾虚寒证。

（1）病机：脾肾虚寒，大肠失固。

（2）辨证要点：大便滑脱不禁，腹痛喜温喜按，食少神疲，舌淡苔白，脉迟细。

【方解】

君　罂粟壳——涩肠固脱

臣　肉豆蔻、诃子——收涩止泄

佐　人参、白术——益气健脾

　　肉桂——温补肾阳，补火生土

　　当归、白芍——养血和血

　　木香——行气宽肠

使　炙甘草——调和益气，缓急止痛

【重点】

1. 药量：重用罂粟壳为君。

2. 配伍要点：本方配伍敛中有补，标本兼治，以治标固涩为主；脾肾兼顾，以补脾为主；涩中寓行，补而不滞，以收敛为主。

3. 使用注意：原方罂粟壳用量较重，但其有毒，临证当慎酌用量。下痢初起者，湿热积滞未去者，禁用本方。

【难点】

1. 前人有"痢无止法"一论，而真人养脏汤中用了较多的补益收涩药以止痢，其理何在？

2. 真人养脏汤、参苓白术散、痛泻要方皆治疗泄泻，三方在功效、主治上有何不同？

四神丸

《证治准绳》

四神故纸吴茱萸，肉蔻五味四般需，

大枣百枚姜八两，五更肾泄火衰扶。

【组成】肉豆蔻二两（6g）　补骨脂四两（12g）　五味子二两（6g）　吴茱萸一两（3g）　（原方用法中有生姜八两，红枣一百枚）

【功用】温肾暖脾，固肠止泻。

【主治】脾肾阳虚之五更泻。

（1）病机：肾阳虚衰，火不生土。

（2）辨证要点：五更泄泻，不思饮食，舌淡苔白，脉沉迟无力。

【方解】

君　补骨脂——温肾暖脾，祛散阴寒

臣　肉豆蔻——温肾暖脾，涩肠止泻

佐　吴茱萸——温中祛寒，温暖肝肾

　　五味子——固涩止泻

使　生姜、大枣——调和脾胃

【重点】

1. 服法：本方强调服法应"临睡前淡盐汤或白开水送下"。

2. 配伍要点：本方温补与收涩并用，是以温补治本为主，酸涩治标为辅。

【难点】

四神丸的作用特点是什么？为什么配伍生姜？如何解释主治中的五更泻？

第二节　固崩止带剂

固冲汤

《医学衷中参西录》

固冲术芪山萸芍，龙牡棕炭海螵蛸，

茜草五倍水煎服，益气固冲功效高。

【组成】白术一两（30g）　生黄芪六钱（18g）　龙骨八钱（24g）　牡蛎八钱（24g）　萸肉八钱（24g）　生杭芍四钱（12g）　海螵蛸四钱（12g）　茜草三钱（9g）　棕边炭二钱（6g）　五倍子五分（1.5g）

【功用】益气健脾，固冲摄血。

【主治】脾肾虚弱，冲脉不固证。

（1）病机：脾虚失统，肾虚失摄，冲脉不固。

（2）辨证要点：出血量多，色淡质稀，腰膝酸软，舌淡，脉微弱。

【方解】

君　白术、黄芪——补气健脾，气旺摄血

臣　山萸肉、白芍——补益肝肾，敛阴养血

佐　五倍子、龙骨、牡蛎、棕榈炭——收敛止血

　　茜草、海螵蛸——化瘀止血

【重点】

1. 用量用法：重用白术30g，黄芪、白芍生用，龙骨、牡蛎煅用。

2. 配伍要点：寓涩于补，固涩止血以治其标，补肾健脾以培其本；寄行于收，收敛固涩以救滑脱之急，行血化瘀以防止血留瘀；肝脾气血两补，重在补气，补涩兼顾，重涩兼补。

3. 使用注意：纯虚无邪才能用。

【难点】

1. 固冲汤与归脾汤均可治疗妇女崩漏，它们有何不同？

2. 固冲汤主治何证？方中为何重用补气药？山萸肉、白芍在方中起何作用？

【小结】

表14-1　固涩剂方比较

方名	相同点	不同点
真人养脏汤	固肠止泻 主治虚寒性泄泻	罂粟壳为君，配以参、术、草、桂、芍温中补脾。主治久泻久痢，脾肾虚寒之证
四神丸		补骨脂为君，配以五味、吴萸、肉豆蔻温肾涩肠。主治命门火衰，火不生土之证

续表

方名	相同点	不同点
金锁固精丸	涩精止遗 主治遗精、遗尿	重在涩精止遗，以一派补肾涩精药物专攻肾虚不固之遗精证
桑螵蛸散		重在调补心肾，涩精止遗，以桑螵蛸配伍菖蒲、远志交通心肾。主治心肾两虚之遗精证
缩泉丸		重在温肾祛寒，缩尿止遗。用治膀胱虚寒之小便频数或遗尿
固冲汤	固崩止血 主治妇女崩漏或月经过多	重在固冲摄血，兼以补益脾气。主治脾肾亏虚，冲脉不固之崩漏证

复习思考题

一、单项选择题

1. 真人养脏汤中，原书用量最大的药物是（　　）

    A. 人参　　　　　　　　　　B. 肉豆蔻

    C. 白术　　　　　　　　　　D. 当归

    E. 罂粟壳

2. 下列哪一项不属于固涩剂的分类范畴（　　）

    A. 固表止汗　　　　　　　　B. 涩精止遗

    C. 涩肠固脱　　　　　　　　D. 生肌敛疮

    E. 固崩止带

3. 真人养脏汤组成中不包含的药物有（　　）

    A. 当归、人参、白术

    B. 茯苓、山药

C. 肉桂、木香

D. 肉豆蔻、诃子、罂粟壳

E. 白芍、炙甘草

4. 为使诸补涩之品不致壅滞气机，真人养脏汤中配伍哪味理气药（　　）

    A. 陈皮　　　　　　　　B. 青皮

    C. 木香　　　　　　　　D. 砂仁

    E. 白蔻仁

5. 固冲汤治月经过多，崩漏下血，其用药偏重于（　　）

    A. 凉血止血　　　　　　B. 补气摄血

    C. 滋阴清热　　　　　　D. 温阳健脾

    E. 以上都不是

6. 四神丸组成中不包含的药物有（　　）

    A. 肉豆蔻　　　　　　　B. 小茴香

    C. 补骨脂　　　　　　　D. 吴茱萸

    E. 五味子

7. 四神丸中配伍补骨脂的作用是（　　）

    A. 温壮下元，涩肠止泻

    B. 补命门火，壮火益土

    C. 温胃暖脾，涩肠止泻

    D. 温补脾肾，涩肠止泻

    E. 以上都不是

8. 桑螵蛸散主治证的病机是（　　）

    A. 肾气虚弱，精关不固

    B. 阴虚生热，扰动精室

    C. 肝胆湿热，扰动精室

    D. 心肾两虚，水火不济

    E. 以上都不是

9. 小便频数属于膀胱虚寒者，治宜选用（　　　）

    A. 缩泉丸　　　　　　　　B. 肾气丸

    C. 桑螵蛸散　　　　　　　D. 金锁固精丸

    E. 水陆二仙丹

10. 脾肾虚弱，冲脉不固之崩漏。其最佳选用方剂是
    （　　　）

    A. 黄土汤　　　　　　　　B. 归脾汤

    C. 固冲汤　　　　　　　　D. 温经汤

    E. 胶艾汤

11. 四神丸中具有补命门，壮火益土作用的药物是
    （　　　）

    A. 肉苁蓉　　　　　　　　B. 吴茱萸

    C. 补骨脂　　　　　　　　D. 肉桂

    E. 附子

12. 四神丸的用法是用下列哪一项和末为丸（　　　）

    A. 枣肉　　　　　　　　　B. 白蜜

    C. 山药糊　　　　　　　　D. 猪脊髓蒸熟

    E. 以上都不是

13. 下列哪一项不属于固冲汤主治证范畴（　　　）

    A. 崩漏或月经过多　　　　B. 心悸气短

    C. 腰膝酸软　　　　　　　D. 乳房胀痛

    E. 神疲乏力

14. 四神丸的药物组成中含有（　　　）

A. 肉桂　　　　　　　　B. 吴茱萸

C. 附子　　　　　　　　D. 干姜

E. 桂枝

15. 固冲汤的组成中不包含的药物有 （　　）

A. 白术、黄芪　　　　　B. 龙骨、牡蛎

C. 萸肉、白芍　　　　　D. 藕节、血余炭

E. 海螵蛸、茜草

16. 真人养脏汤的临床表现中不包含有 （　　）

A. 泻痢无度　　　　　　B. 脱肛坠下

C. 滑脱不禁　　　　　　D. 脐腹疼痛

E. 舌苔黄腻

17. 真人养脏汤所主治的病证是 （　　）

A. 脾虚泄泻

B. 脾肾虚寒之久泄久痢

C. 脾虚夹湿泄泻

D. 肝脾不和之泄泻

E. 寒湿泄泻

18. 四神丸的临床表现中不包含有 （　　）

A. 五更泄泻　　　　　　B. 不思饮食

C. 神疲乏力　　　　　　D. 里急后重

E. 食不消化

二、填空题

1. 真人养脏汤的功用是＿＿＿＿＿＿＿＿＿＿＿＿＿。

2. 四神丸是由＿＿＿＿＿＿＿＿＿＿＿＿＿组成的。
其君药是＿＿＿＿＿＿＿。

3. 桑螵蛸散的功用是＿＿＿＿＿＿＿＿＿＿＿＿＿。

4. 五味子在四神丸中的作用是＿＿＿＿＿＿＿＿＿＿＿＿。

5. 治疗脾肾虚寒，五更泄泻的代表方是＿＿＿＿＿＿。

6. 固冲汤的功用是＿＿＿＿＿＿＿＿＿＿＿＿＿＿＿。

7. 四神丸与真人养脏汤的组成药物中均含有＿＿＿＿＿

＿＿＿＿＿＿。

8. 缩泉丸主治＿＿＿＿＿＿＿＿＿＿＿＿＿。

9. 桑螵蛸散主治＿＿＿＿＿＿。

10. 金锁固精丸的功用是＿＿＿＿＿＿＿＿＿＿＿。

11. 具有温肾暖脾，固肠止泻功用的方剂是＿＿＿＿＿。

12. 缩泉丸的功用是＿＿＿＿＿＿＿＿＿＿＿＿＿＿。

三、简答题

1. 试述真人养脏汤与四神丸的主要配伍及功用、主治病证有何异同？

2. 归脾汤、固冲汤二方各治何种血崩？临床当如何区别使用？

3. 四神丸、参苓白术散、痛泻要方均治泄泻，三方的临床证治有何异同？

4. 真人养脏汤、败毒散、葛根芩连汤、白头翁汤均治痢疾，功效与适应证有何区别？

四、病案分析（要求：进行病机分析，作出诊断，确立治法、处方）

某男，45 岁，患"神经衰弱"多年，经常失眠、多梦，有时心神恍惚，健忘，近月来腰酸，更增小便频数。有时尿如米泔色，并间有梦遗，舌淡苔白，脉细弱。

第十五章　安神剂

【教学目的与要求】

1. 熟悉安神剂的概念、适应范围、分类及使用注意。
2. 掌握朱砂安神丸、天王补心丹。
3. 熟悉酸枣仁汤。

概述

1. 概念：以安神药为主组成，具有安神定志作用，治疗神志不安病证的方剂，统称安神剂。

2. 分类及代表方

（1）重镇安神剂：代表方如朱砂安神丸。

（2）补养安神剂：代表方如天王补心丹。

3. 使用注意

（1）安神剂多为金石类药物组成，质重而碍胃气，不可久服，中病即止。凡脾胃虚弱者，须与顾护胃气之品同用。

（2）金石类药物须打碎先煎，久煎。

（3）某些药物有毒，久服能引起慢性中毒。

第一节　重镇安神剂

朱砂安神丸

《医学发明》

朱砂安神东垣方，归连甘草合地黄，

怔忡不寐心烦乱，养阴清热可复康。

【组成】朱砂五钱（1g）　甘草五钱五分（15g）　黄连六钱（15g）　当归二钱五分（8g）　生地黄一钱五分（6g）

【功用】镇心安神，清热养血。

【主治】心火亢盛，阴血不足证。

（1）病机：心火亢盛，灼伤阴血，心神失养。

（2）辨证要点：心神烦乱，惊悸，失眠，舌红，脉细数。

【方解】

君　朱砂——镇心安神，清泻心火

臣　黄连——清心泻火除烦

佐　生地——滋阴清热

　　当归——养血滋阴

使　炙甘草——调药和中

【重点】

1. 重要用法

（1）作丸剂，上药研末，炼蜜为丸，每次 6～9g，临睡前温开水送服。

（2）作汤剂，他药水煎服，朱砂研细末冲服1g。

2. 配伍要点：本方镇清并用以祛邪治标，辅以滋养阴血之品以治本，邪正兼顾，标本同治，以祛邪治标为主。

3. 使用注意：朱砂含硫化汞，不宜多服久服，以免汞中毒；不宜与碘化物或溴化物同用，以免生成刺激性碘化汞或溴化汞，导致严重的医源性肠炎。

【难点】

朱砂安神丸为何能治疗心火亢盛、阴血不足之失眠证？

第二节　补养安神剂

天王补心丹
《摄生秘剖》

补心丹用柏枣仁，二冬生地当归身，
三参桔梗朱砂味，远志茯苓共养神。

【组成】酸枣仁二两（9g）　柏子仁二两（9g）　当归身二两（9g）　天门冬二两（9g）　麦门冬二两（9g）　生地四两（12g）　人参五钱（5g）　丹参五钱（5g）　玄参五钱（5g）　白茯苓五钱（5g）　五味子五钱（5g）　远志五钱（5g）　桔梗五钱（5g）　（原方用法中有朱砂）

【功用】滋阴清热，养血安神。

【主治】阴虚血少，神志不安证。

（1）病机：心肾阴亏，虚火内扰，心神失养。

（2）辨证要点：心悸，失眠，手足心热，舌红少苔，脉细数。

【方解】

君　生地——滋阴养血清热

臣　玄参、天冬、麦冬——滋阴清热

　　柏子仁、酸枣仁、当归——养心安神

佐　人参——补气生血，安神益智

　　五味子——敛心气，安心神

　　茯苓、远志——养心安神

　　丹参——清心安神，活血防滞

　　朱砂——清心安神

使 桔梗——载药上行，药达心所

【重点】

1. 重用生地，配伍滋阴养血，补心安神之品；是主治心肾阴虚，神志不安所致心悸、失眠之常用方。

2. 配伍要点：本方滋阴补血，养心安神，标本兼治，重在治本；心肾两顾，重在补心。

3. 使用注意：对于脾胃虚弱，胃纳欠佳，湿痰内阻者不宜使用。

【难点】

天王补心丹为何配伍丹参？

酸枣仁汤
《金匮要略》

> 酸枣仁汤失眠方，茯苓知母芎草汤，
>
> 虚烦不眠头目眩，服后安然入梦乡。

【组成】酸枣仁二升（15g） 甘草一两（3g） 知母二两（6g） 茯苓二两（6g） 川芎二两（6g）

【功用】养血安神，清热除烦。

【主治】肝血不足，虚热内扰之虚烦不眠证。

（1）病机：肝血不足，虚热内扰。

（2）辨证要点：虚烦失眠，咽干口燥，舌红，脉弦细。

【方解】

君 酸枣仁——补肝养血，宁心安神，敛阴止汗

臣 茯苓——宁心安神

　　知母——滋阴润燥，清热除烦

佐 川芎——通达气血，疏肝调肝

使 甘草——调和诸药

【重点】

1. 用法：酸枣仁生（炒）用打碎先煎。

2. 配伍要点：心肝同治，重在养肝之血；补中兼行，以畅肝之气，恰适肝性。

【难点】

1. 本方配伍川芎、酸枣仁有何意义？

2. 本方主治肝血不足，血不养心之证，为何用茯苓、甘草，而不用当归？

【小结】

表15-1 安神剂方比较

方名	相同点	不同点
天王补心丹	主治失眠	滋阴清热，养血安神。主治心肾两亏，阴虚血少，虚热内扰，血不养心之失眠
酸枣仁汤		养血安神，清热除烦。主治肝血不足，虚热内扰之虚烦失眠
朱砂安神丸		镇心安神，清热养血。主治心火亢盛，阴血不足之失眠

复习思考题

一、单项选择题

1. 天王补心丹与朱砂安神丸的功用区别在于，前者偏重于（　　）

A. 滋补收敛，养心安神

B. 滋阴养血，重镇安神

C. 养血平心，清热除烦

D. 镇心安神，泻火养阴

E. 以上都不是

2. 朱砂安神丸组成中不包含下列哪项药物（　　）

　　A. 朱砂　　　　　　　　　　B. 黄连

　　C. 茯神　　　　　　　　　　D. 当归

　　E. 生地黄

3. 朱砂安神丸具有养血滋阴作用的药物是（　　）

　　A. 熟地、白芍　　　　　　　B. 白芍、当归

　　C. 生地黄、当归　　　　　　D. 麦冬、当归

　　E. 麦冬、白芍

4. 下列方剂组成中，不含有龙骨、牡蛎的是（　　）

　　A. 镇肝熄风汤　　　　　　　B. 固冲汤

　　C. 金锁固精丸　　　　　　　D. 朱砂安神丸

　　E. 建瓴汤

5. 酸枣仁汤药物组成中，除有酸枣仁外，还有（　　）

　　A. 甘草、知母、远志、川芎

　　B. 甘草、知母、茯苓、川芎

　　C. 大枣、黄连、茯苓、川芎

　　D. 甘草、知母、远志、当归

　　E. 大枣、黄连、茯苓、当归

6. 酸枣仁汤中具有滋阴清热作用的药物是（　　）

　　A. 生地黄　　　　　　　　　B. 玄参

　　C. 沙参　　　　　　　　　　D. 知母

　　E. 麦冬

7. 天王补心丹的"三参"是指（　　）

　　A. 人参、丹参、玄参

　　B. 党参、丹参、西洋参

　　C. 人参、丹参、太子参

　　D. 人参、沙参、玄参

　　E. 党参、沙参、丹参

8. 天王补心丹中，原书用量最大的药物是（　　）

　　A. 酸枣仁　　　　　　　　B. 天门冬

　　C. 生地黄　　　　　　　　D. 柏子仁

　　E. 麦门冬

9. 天王补心丹药物组成中，不含下列哪味药物（　　）

　　A. 五味子　　　　　　　　B. 当归

　　C. 枸杞子　　　　　　　　D. 酸枣仁

　　E. 柏子仁

10. 具有镇心安神，泻火养阴功用的方剂是（　　）

　　A. 朱砂安神丸　　　　　　B. 磁朱丸

　　C. 珍珠母丸　　　　　　　D. 甘麦大枣汤

　　E. 天王补心丹

11. 酸枣仁汤的功用是（　　）

　　A. 重镇安神，清热除烦

　　B. 重镇安神，清热养血

　　C. 补血养心，安神定志

　　D. 养血安神，清热除烦

　　E. 滋阴养血，安神除烦

12. 天王补心丹的功用是（　　）

　　A. 重镇安神，清热除烦

B. 滋养安神，调补心脾

C. 养心安神，和中缓急

D. 镇心安神，清热养阴

E. 滋阴养血，补心安神

13. 心火亢盛，阴血不足之心烦失眠。治宜选用（　　）

  A. 归脾丸　　　　　　　　B. 朱砂安神丸

  C. 炙甘草汤　　　　　　　D. 天王补心丹

  E. 酸枣仁汤

14. 酸枣仁汤主治（　　　）

  A. 心肾不交之失眠　　　　B. 虚劳虚烦不得眠

  C. 心火上炎之失眠　　　　D. 痰热内扰之失眠

  E. 心脾两虚之失眠

15. 患者心烦神乱，失眠多梦，怔忡惊悸，甚则欲吐不果，胸中自觉懊恼，舌红，脉细数。治宜选用（　　）

  A. 磁朱丸　　　　　　　　B. 珍珠母丸

  C. 天王补心丹　　　　　　D. 朱砂安神丸

  E. 酸枣仁汤

16. 酸枣仁汤方中配伍川芎的作用是（　　　）

  A. 活血行气　　　　　　　B. 调养肝血

  C. 活血疏风　　　　　　　D. 活血止痛

  E. 以上都不是

17. 患者虚烦少寐，心悸神疲，梦遗健忘，大便干结，口舌生疮，舌红少苔，脉细数。治宜选用（　　）

  A. 归脾汤　　　　　　　　B. 酸枣仁汤

  C. 六味地黄丸　　　　　　D. 天王补心丹

E. 朱砂安神丸

二、填空题

1. 安神剂分＿＿＿＿＿＿＿＿、＿＿＿＿＿＿＿＿两类。

2. 朱砂安神丸主治＿＿＿＿＿＿＿＿＿＿＿＿＿＿＿＿＿。

3. 主治虚烦不眠证的方剂是＿＿＿＿＿＿＿＿。

4. 甘麦大枣汤主治＿＿＿＿＿＿＿。

5. 天王补心丹中君药为＿＿＿＿＿＿。

6. 重镇安神剂适用于＿＿＿＿＿＿＿＿＿＿证。

7. 酸枣仁汤中用量最重的药物是＿＿＿＿＿＿＿＿＿。

8. 丹参在天王补心丹中的配伍意义是＿＿＿＿＿＿＿

＿＿＿＿＿＿＿＿＿。

9. 酸枣仁汤中先煎的药是＿＿＿＿＿＿＿＿。

10. 天王补心丹主治＿＿＿＿＿＿＿＿＿＿＿＿＿＿＿。

三、简答题

1. 简述安神剂的分类、适应证及代表方剂。

2. 试述酸枣仁汤与天王补心丹在主治、临床表现、主要配伍方面的异同点。

3. 天王补心丹是否以生地黄为君？为什么？

四、病案分析（要求：进行病机分析，作出诊断，确立治法、处方）

某女，43 岁，常心悸失眠，虚烦不安，头晕目眩，两目干涩，口燥咽干，手足心热，时便燥，舌红，脉弦细。

第十六章　开窍剂

【教学目的与要求】

1. 熟悉开窍剂的概念、适应范围、分类及使用注意。
2. 熟悉安宫牛黄丸、紫雪、至宝丹。

概述

1. 概念：以芳香开窍药为主组成，具有开窍醒神作用，治疗窍闭神昏证的方剂，统称开窍剂。

2. 分类及代表方

（1）凉开剂：代表方如安宫牛黄丸、紫雪、至宝丹。

（2）温开剂：代表方如苏合香丸。

3. 使用注意

（1）辨清神昏之虚实，不可误投虚证。

（2）中病即止，神志清醒即停药。

（3）只宜丸散剂，不宜汤剂。用时用温开水化服或冲服，昏迷者鼻饲给药。

（4）表证未解、阳明腑实、温病后期所出现的神昏谵语不能作为闭证对待，应分别用解表透热或峻下热结治疗，均不可妄投开窍剂。

【小结】

表 16－1　凉开三宝比较

方名	相同点	不同点
安宫牛黄丸	清热解毒，开窍醒神 主治温热病邪内陷心包而致高热神昏谵语之热闭证	性味最凉，长于清热解毒。适用于热闭重证，神昏持续不醒
紫雪		凉性次之，长于息风止痉。适用于热闭动风证，神昏而有痉厥者
至宝丹		凉性更次之，长于化浊辟秽。适用于痰热闭窍证，秽浊偏盛、邪热较轻之证

复习思考题

一、单项选择题

1. 下列哪一项不属于开窍剂的使用注意事项（　　　）

    A. 中病即止

    B. 不宜加热煎煮

    C. 辨别病证虚实

    D. 阳明实证神昏谵语者，宜用开窍剂

    E. 多制成丸、散剂

2. 下列最适宜用开窍剂的证候是（　　　）

    A. 瘀热阻窍，谵言妄语

    B. 热陷心包，窍闭神昏

    C. 表证未解，热盛神昏

    D. 阳明腑实，神昏谵语

    E. 以上都不是

3. 安宫牛黄丸原书用法中有若脉实者，用何药煎汤送下（　　）

    A. 防风、荆芥   B. 生姜、大枣

    C. 银花、薄荷   D. 竹叶、淡豆豉

    E. 桑叶、菊花

4. 成人每次服用紫雪的药量是（　　）

    A. 9～12g   B. 4～6g

    C. 3～5g   D. 1.5～3g

    E. 以上都不是

5. 安宫牛黄丸药物组成中的"四黄"是（　　）

    A. 牛黄、黄连、黄芩、黄柏

    B. 牛黄、黄连、黄芩、大黄

    C. 牛黄、黄连、黄芩、雄黄

    D. 牛黄、黄连、黄精、雄黄

    E. 牛黄、黄连、黄柏、雄黄

6. 安宫牛黄丸的君药是（　　）

    A. 牛黄、麝香、水牛角   B. 牛黄、冰片

    C. 牛黄、水牛角   D. 牛黄、麝香、雄黄

    E. 牛黄、水牛角、珍珠

7. 安宫牛黄丸的功用是（　　）

    A. 清热解毒，豁痰开窍

    B. 清热解毒，开窍安神

    C. 清心解毒，开窍安神

    D. 清热开窍，息风止痉

    E. 以上都不是

8. 服至宝丹原方时，用人参汤化服，对于病情复杂，
   正气虚弱者，借助人参的意义是（　　）
   A. 益气固脱　　　　　　　B. 生津止渴
   C. 补脾养肺　　　　　　　D. 益气养心
   E. 以上都不是

9. 紫雪的主治证候是（　　）
   A. 高热烦躁，神昏谵语或舌謇肢厥，舌红或绛，脉数
   B. 高热烦躁，神昏谵语，痉厥，口渴唇焦，尿赤便
      闭，以及小儿热盛惊厥
   C. 神昏不语，痰盛气粗，身热烦躁，舌红，苔黄垢
      腻，脉滑数
   D. 发热气喘，烦躁神昏，或满口痰涎，喉间痰鸣
   E. 以上都不是

10. 患者神昏不语，痰盛气粗，身热烦躁，舌红，苔
    黄垢腻。治宜选用（　　）
    A. 安宫牛黄丸　　　　　　B. 紫雪
    C. 至宝丹　　　　　　　　D. 小儿回春丹
    E. 以上都不是

11. 安宫牛黄丸的证治要点中，不包括下列哪项（　　）
    A. 高热烦躁　　　　　　　B. 神昏谵语
    C. 斑疹吐衄　　　　　　　D. 中风昏迷
    E. 小儿惊厥

12. 苏合香丸的功用是（　　）
    A. 化痰开窍，辟秽解毒
    B. 温通开窍，行气止痛
    C. 开窍定惊，清热化痰

    D. 清热开窍，化浊解毒

    E. 清热开窍，镇痉安神

13. 至宝丹的功用，除清热开窍外，尚有（　　）

    A. 息风止痉　　　　　　　B. 化浊解毒

    C. 豁痰解毒　　　　　　　D. 辟秽解毒

    E. 化痰定惊

14. 紫雪的功用长于（　　）

    A. 行气开窍　　　　　　　B. 镇痉开窍

    C. 豁痰开窍　　　　　　　D. 清心解毒

    E. 化浊开窍

15. 服至宝丹时，多用何药汤化服（　　）

    A. 大枣汤　　　　　　　　B. 生姜汤

    C. 人参汤　　　　　　　　D. 芦根汤

    E. 以上都不是

二、填空题

1. 开窍剂分＿＿＿＿＿、＿＿＿＿＿两类。

2. 安宫牛黄丸主治＿＿＿＿＿＿＿＿＿＿＿＿＿＿＿＿＿。

3. 安宫牛黄丸长于＿＿＿＿＿＿＿＿＿＿，紫雪丹长于＿＿＿＿＿＿＿＿＿，至宝丹长于＿＿＿＿＿＿＿＿＿。

4. 苏合香丸中具有温涩收敛作用的药物是＿＿＿＿＿＿＿。

5. 苏合香丸主治＿＿＿＿＿＿＿＿＿＿＿＿。

6. 使用苏合香丸的主要依据＿＿＿＿＿＿＿＿＿＿＿＿＿。

7. 苏合香丸原载《外台秘要》引《广济方》，名＿＿＿＿＿＿＿＿＿。

8. 属于"凉开三宝"的方剂是＿＿＿＿＿＿＿、＿＿＿＿＿＿＿、

_____。

9. 开窍剂多制成_____剂、_____剂应用。

10. 凉开剂适用于_____的热闭证。

三、简答题

1. 简述开窍剂的分类、适应证、代表方及注意哪些事项？

2. 试比较"凉开三宝"在功用、主治方面的异同。

四、病案分析（要求：进行病机分析，作出诊断，确立治法、处方）

田某，男，2岁。患儿高烧6天不退，喘促，神昏，体温38℃，全身充血性皮疹，双目结膜充血，鼻翼煽动，两肺腋背可闻散在细湿啰音。白细胞：7.6×10^9/L。曾用青霉素、链霉素无效。中医辨证：高热喘促，痰声辘辘，神昏躁动，舌红少津，脉浮数。

第十七章　理气剂

【教学目的与要求】

1. 熟悉理气剂的概念、适用范围、分类及使用注意。

2. 掌握越鞠丸、半夏厚朴汤、苏子降气汤、定喘汤、旋覆代赭汤。

3. 熟悉柴胡疏肝散、瓜蒌薤白白酒汤、枳实消痞丸、厚朴温中汤、天台乌药散、加味乌药汤、橘皮竹茹汤、丁香柿蒂汤。

概述

1. 概念：凡以理气药为主组成，具有舒畅气机，调整脏腑功能，用于治疗气病的方剂，统称为理气剂。

2. 分类及代表方

（1）行气剂：代表方如越鞠丸、半夏厚朴汤。

（2）降气剂：代表方如苏子降气汤、定喘汤、旋覆代赭汤。

3. 使用注意

（1）注意病情之虚实，勿犯虚虚实实之戒。

（2）理气剂多由辛香温燥之品组成，易耗气伤津，勿过剂。

（3）气虚、阴虚火旺者忌用。

（4）不宜久煎。

第一节　行气剂

越鞠丸
《丹溪心法》

越鞠丸治六般郁，气血痰火食湿因，

芎苍香附兼栀曲，气畅郁舒痛闷伸。

【组成】香附　川芎　苍术　神曲　栀子各等分（各
6～10g）

【功用】行气解郁。

【主治】六郁证。

（1）病机：肝脾失调，气滞以生诸郁。

（2）辨证要点：胸脘胁肋胀痛而痞闷，口苦泛酸，少
食纳呆，苔腻，脉弦。

【方解】

君　香附——行气解郁

臣　川芎——活血行气

　　栀子——清热泻火

佐　苍术——燥湿健脾

　　神曲——消食和中

【重点】

1. 用量：根据六种郁证的轻重决定君药，君药用量最大。

2. 使用原则：本方既能疏肝理气，又能行气和胃，故
肝郁气滞可用，脾胃气滞也可使用。

【难点】

1. 本方为治六郁之代表方，为何只有解五郁之品，而

无治痰郁之药?

2. 为什么越鞠丸首选香附、川芎以治气、血之郁?

半夏厚朴汤
《金匮要略》

半夏厚朴痰气疏，茯苓生姜共紫苏，

加枣同煎名四七，痰滞气滞皆能除。

【组成】半夏一升（12g）　厚朴三两（9g）　茯苓四两
（12g）　生姜五两（15g）　苏叶二两（6g）

【功用】行气散结，降逆化痰。

【主治】梅核气。

（1）病机：肝气郁结，肺胃宣降失司，痰气郁结，逆
于咽喉。

（2）辨证要点：咽中如有物阻，咯吐不出，吞咽不下，
胸膈满闷，或咳或呕，舌苔白润或白腻，脉弦缓或弦滑。

【方解】

君　半夏——化痰散结，降逆和胃

臣　厚朴——行气开郁，下气除满

佐　茯苓——渗湿健脾

　　生姜——辛温散结，和胃止呕

　　苏叶——芳香行气，理肺疏肝

【重点】

1. 使用原则：本方用于痰气郁结之梅核气。

2. 使用注意：本方多苦温辛燥之品，对气郁化火、阴
伤津少者，虽具梅核气之特征，也不宜使用。

3. 配伍特点：辛苦合用，行中有降，痰气同治。

【难点】

半夏厚朴汤的立法依据是什么？为什么方中不用柴胡解郁而用苏叶？

第二节　降气剂

苏子降气汤

《太平惠民和剂局方》

苏子降气祛痰方，夏朴前苏甘枣姜，

肉桂纳气归调血，上实下虚痰喘康。

【组成】紫苏子二两半（9g）　半夏二两半（9g）　川当归一两半（6g）　炙甘草二两（6g）　前胡一两（6g）厚朴一两（6g）　肉桂一两半（3g）　（原方用法中有生姜二片，枣子一个，紫苏五叶）

【功用】降气平喘，祛痰止咳。

【主治】上实下虚之喘咳证。

（1）病机：痰涎壅肺，肾阳不足。

（2）辨证要点：痰涎壅盛，喘咳短气，胸膈满闷，或腰疼脚软，或肢体浮肿，舌苔白滑或白腻，脉弦滑。

【方解】

君　紫苏子——降气平喘，化痰止咳

臣　半夏——降逆祛痰

佐　厚朴——降气平喘，宽胸除满

　　前胡——宣肺下气，祛痰止咳

　　肉桂——温补下元，纳气平喘

　　当归——主咳逆上气，养血润燥

使　生姜、苏叶——宣肺散寒

　　大枣、甘草——和中调药

【重点】

1. 配伍特点：有补有行，有调有燥，治上顾下，标本同治。

2. 使用注意：肺肾两虚无实证者，以及肺中有热不宜使用。

【难点】

如何理解苏子降气汤证的病理机制？本方中当归、肉桂起什么作用？

定喘汤

《摄生众妙方》

定喘白果与麻黄，款冬半夏白皮桑，

苏杏黄芩同甘草，宣肺平喘效力彰。

【组成】白果二十一枚（9g）　麻黄三钱（9g）　苏子二钱（6g）　甘草一钱（3g）　款冬花三钱（9g）　杏仁一钱五分（4.5g）　桑白皮三钱（9g）　黄芩一钱五分（4.5g）　半夏三钱（9g）

【功用】宣肺降气，清热化痰

【主治】哮喘

（1）病机：风寒外束，痰热内蕴。

（2）辨证要点：咳嗽痰多气急，痰稠色黄，微恶风寒，舌苔黄腻，脉滑数。

【方解】

君　麻黄——宣肺平喘，解表散邪

　　白果——敛肺定喘，祛痰止咳

臣　桑白皮、黄芩——清泄肺热，止咳平喘

佐　杏仁、苏子、款冬花、半夏——降气平喘，化痰
止咳

使　甘草——和中调药

【重点】

1. 本方配伍特点为宣中有收，降中寓清。

2. 使用注意：白果去壳打碎炒黄，不能多食，"多食令人壅气"，一般5至10枚；虚喘、寒喘者不宜使用。

【难点】

定喘汤在组方用药上有什么特点？

旋覆代赭汤

《伤寒论》

> 旋覆代赭用人参，半夏姜甘大枣临，
>
> 重以镇逆咸软痞，痞鞭噫气力能禁。

【组成】旋覆花三两（9g）　人参二两（6g）　生姜五两（15g）　代赭石一两（3g）　炙甘草三两（9g）　半夏半升（9g）　大枣十二枚（4枚）

【功用】降逆化痰，益气和胃。

【主治】胃气虚弱，痰浊内阻，胃气上逆证。

（1）病机：胃虚痰阻，胃失和降。

（2）辨证要点：心下痞鞭，噫气不除，或反胃呕逆，舌淡，苔白滑，脉缓或滑。

【方解】

君　旋覆花——下气化痰，降逆止噫

臣　代赭石——降逆下气

　佐　生姜——降逆化痰，和胃止呕

　　半夏——祛痰散结，降逆和胃

　　人参、大枣——健脾益气，益胃和中

　使　甘草——和中调药

【重点】

1. 作用特点：降不伤胃，补不滞气。

2. 用量：重用生姜，轻用代赭石。

【难点】

　在《伤寒论》原方中，旋覆花用三两、代赭石用一两，其意何在？

【小结】

表 17 –1　理气剂方比较

方名	相同点	不同点
越鞠丸	舒畅气机	行气解郁。主治肝脾气机郁滞所致六郁之证
柴胡疏肝散		疏肝解郁，行气止痛。主治情志不遂，肝气郁滞之证
瓜蒌薤白白酒汤		通阳散结，行气祛痰。主治胸阳不振，痰阻气滞之胸痹
半夏厚朴汤		重在散结化痰。主治痰结咽喉，肺胃失宣之梅核气
枳实消痞丸		行气消痞，健脾和胃。主治脾虚气滞，寒热互结之证
厚朴温中汤		重在温中，燥湿除满。主治寒湿困于脾胃之证
天台乌药散		重在疏肝散寒。主治寒凝肝脉，气机阻滞之小肠疝气
加味乌药汤		重在活血调经。主治肝郁气滞，经行不畅之痛经

续表

方名	相同点	不同点
苏子降气汤	降气	降气平喘，祛痰止咳。主治上实下虚之实喘证
定喘汤		宣肺降气，清热化痰。主治风寒外束，痰热内蕴之哮喘
旋覆代赭汤		降逆化痰，益气和胃。主治胃气虚弱，痰浊内阻之证
橘皮竹茹汤		降逆止呃，益气清热。主治胃虚有热，气逆不降之呃逆
丁香柿蒂汤		温中益气，降逆止呃。主治胃气虚寒，胃失和降之呃逆

复习思考题

一、单项选择题

1. 越鞠丸所治郁证的成因包括（　　）

    A. 气、血、痰、热、食、湿

    B. 风、寒、痰、湿、燥、食

    C. 风、寒、暑、湿、燥、火

    D. 气、血、痰、火、暑、燥

    E. 气、血、痰、火、食、湿

2. 胸中闷痛，甚至胸痛彻背，喘息短气者，宜用（　　）

    A. 血府逐瘀汤　　　　　　B. 瓜蒌薤白半夏汤

    C. 枳实薤白桂枝汤　　　　D. 丹参饮

    E. 瓜蒌薤白白酒汤

3. 主治梅核气的方剂为（　　　）

   A. 半夏厚朴汤　　　　　　　　B. 枳实消痞丸

   C. 四磨汤　　　　　　　　　　D. 越鞠丸

   E. 柴胡疏肝散

4. 半夏厚朴汤的功用为（　　　）

   A. 行气祛痰，降逆散结

   B. 行气解郁，理气化痰

   C. 行气消痞，健脾化痰

   D. 通阳散结，祛痰下气

   E. 行气散结，降逆化痰

5. 组成中包括干姜与生姜的方剂为（　　　）

   A. 苏子降气汤　　　　　　　　B. 天台乌药散

   C. 厚朴温中汤　　　　　　　　D. 暖肝煎

   E. 枳实消痞丸

6. 厚朴温中汤的臣药为（　　　）

   A. 茯苓　　　　　　　　　　　B. 木香

   C. 干姜　　　　　　　　　　　D. 草豆蔻

   E. 陈皮

7. 半夏厚朴汤配伍苏叶的意义不包括（　　　）

   A. 散郁　　　　　　　　　　　B. 行气

   C. 疏肝　　　　　　　　　　　D. 散寒

   E. 理肺

8. 麻黄与白果在定喘汤中的配伍关系是（　　　）

   A. 散收配伍　　　　　　　　　B. 收中寓散

   C. 相须为用　　　　　　　　　D. 散中寓收

   E. 升降配伍

9. 主治脾虚气滞，寒热互结证的方剂为（　　　）
　　A. 越鞠丸　　　　　　　　B. 半夏厚朴汤
　　C. 加味乌药汤　　　　　　D. 天台乌药散
　　E. 枳实消痞丸

10. 症见睾丸冷痛，小腹疼痛，畏寒喜暖，舌淡苔白，
　　脉沉迟，宜用（　　　）
　　A. 加味乌药汤　　　　　　B. 暖肝煎
　　C. 天台乌药散　　　　　　D. 良附丸
　　E. 橘核丸

11. 治上实下虚之喘咳，宜选用（　　　）
　　A. 定喘汤　　　　　　　　B. 小青龙汤
　　C. 苏子降气汤　　　　　　D. 都气丸
　　E. 麻黄汤

12. 定喘汤的功用为（　　　）
　　A. 定喘止咳，宣肺降气
　　B. 降气平喘，祛痰止咳
　　C. 宣肺降气，清热化痰
　　D. 降逆化痰，益气和胃
　　E. 宣肺止咳，降气定喘

13. 定喘汤的组成中不包括（　　　）
　　A. 麻黄　　　　　　　　　B. 半夏
　　C. 白果　　　　　　　　　D. 生姜
　　E. 苏子

14. 苏子降气汤、定喘汤共有的药物为（　　　）
　　A. 杏仁　　　　　　　　　B. 厚朴
　　C. 白芥子　　　　　　　　D. 苏子

　　E. 前胡

　15. 旋覆代赭汤主治（　　　）

　　　A. 胃虚痰阻证　　　　　　　B. 脾虚生痰证

　　　C. 脾虚湿停证　　　　　　　D. 胃虚有热呃逆证

　　　E. 胃气虚寒呃逆证

二、填空题

　1. 橘皮竹茹汤的功用是_____。丁香柿蒂汤主治__

_____呃逆。

　2. 加味乌药汤主治_____痛经。枳实消痞丸由枳术

丸、四君子汤、_____三方加减而成。

　3. 半夏厚朴汤的功用为_____

_____。

　4. 越鞠丸的君药为_____。

　5. 苏子降气汤所治之"上实"是指_____

_____。

　6. 治风寒外束，痰热内蕴之哮喘，宜选用_____

_____。

　7. 苏子降气汤的功用是_____

_____。

　8. 旋覆代赭汤的病机为_____

_____。

　9. 定喘汤主治_____

_____。

　10. 具有行气疏肝，散寒止痛功用的代表方剂是____

_____。

三、简答题

1. 使用理气剂应注意些什么？

2. 苏子降气汤为治喘之剂，说明其配伍当归、肉桂的意义。

3. 半夏厚朴汤的使用禁忌是什么？

4. 简述旋覆代赭汤中生姜用量独重的用意。

四、病案分析（要求：进行病机分析，作出诊断，确立治法、处方）

某患者，女，42岁。因近半年来家庭大小诸事不顺，渐觉胸膈痞闷，脘腹胀痛，嗳腐吞酸，恶心呕吐，饮食不消，舌淡，苔白，脉弦缓。

第十八章　理血剂

【教学目的与要求】

1. 熟悉理血剂的概念、适用范围、分类及使用注意。

2. 掌握桃核承气汤、血府逐瘀汤、补阳还五汤、温经汤、生化汤、十灰散、小蓟饮子、黄土汤。

3. 熟悉复元活血汤、桂枝茯苓丸、咳血方、槐花散。

概述

1. 概念：凡以理血药为主组成，具有活血祛瘀或止血作用，治疗血瘀或出血病证的方剂，统称为理血剂。

2. 分类及代表方

（1）活血祛瘀剂：代表方如桃核承气汤、血府逐瘀汤、补阳还五汤、温经汤、生化汤。

（2）止血剂：代表方如十灰散、小蓟饮子、黄土汤。

3. 使用注意

（1）辨证求因，准确选方（寒热虚实）。

（2）剂型：新瘀证急，多用汤剂；久瘀证缓，多用丸散。

（3）上部出血忌升提，下部出血忌沉降。

（4）大出血有虚脱先兆者，当补气固脱。

（5）孕妇、月经过多者，慎用活血祛瘀方。

第一节　活血祛瘀剂

桃核承气汤
《伤寒论》

桃核承气五般施，甘草硝黄并桂枝，

瘀热互结小腹胀，如狂蓄血功最奇。

【组成】桃仁五十个（12g）　大黄四两（12g）　桂枝二两（6g）　炙甘草二两（6g）　芒硝二两（6g）

【功用】破血下瘀。

【主治】下焦蓄血证。

（1）病机：太阳表邪不解，随经入腑化热，传入下焦，瘀热互结。

（2）辨证要点：少腹急结，小便自利，脉沉实或涩。

【方解】

君　桃仁——活血破瘀

　　大黄——下瘀泻热

臣　桂枝——通行血脉

　　芒硝——泻热软坚，助大黄下瘀泻热

佐使　甘草——护胃安中，调和诸药

【重点】

1. 配伍特点：寒热并用、瘀热并去、微利去邪。

2. 使用注意：孕妇忌用；表证未解，当先解表。

【难点】

1. 本方配伍桂枝意义何在？

2. 对药后"当微利"如何理解？

血府逐瘀汤

《医林改错》

血府当归生地桃，红花甘草壳赤芍；
柴胡芎桔牛膝等，血化下行不作劳；
通窍全凭好麝香，桃红大枣老葱姜；
川芎黄酒赤芍药，表里通经第一方；
膈下逐瘀桃牡丹，赤芍乌药元胡甘；
归芎灵脂红花壳，香附开郁血亦安；
少腹茴香与炒姜，元胡灵脂没芎当；
蒲黄官桂赤芍药，调经种子第一方；
身痛逐瘀膝地龙，香附羌秦草归芎；
黄芪苍柏量加减，要紧五灵桃没红。

【组成】桃仁四钱（12g）　红花三钱（9g）　当归三钱
（9g）　生地黄三钱（9g）　川芎一钱半（4.5g）　赤芍二钱
（6g）　牛膝三钱（9g）　桔梗一钱半（4.5g）　柴胡一钱
（3g）　枳壳二钱（6g）　甘草二钱（6g）

【功用】活血祛瘀，行气止痛。

【主治】胸中血瘀证。

（1）病机：瘀血内阻胸部，气机郁滞。

（2）辨证要点：胸痛，头痛，痛有定处，舌暗红或有
瘀斑，脉涩或紧。

【方解】

君　桃仁——破血行滞润燥
　　红花——活血祛瘀止痛
臣　赤芍、川芎——活血祛瘀

牛膝——活血通经，引血下行

佐　生地黄、当归——养血益阴，清热凉血

　　桔梗——开宣肺气，载药上行

　　枳壳——行气宽胸

　　柴胡——疏肝理气，升举清阳

使　甘草——调和诸药

【重点】

1. 本方由桃红四物汤合四逆散（方中枳实易为枳壳）加牛膝、桔梗组成。

2. 配伍特点：气血兼顾、升降结合、活中寓养。

3. 使用注意：妇女妊娠忌用。

【难点】

1. 本方为什么用开提肺气的桔梗？

2. 血府逐瘀汤原方主治十九种病证应如何掌握？

补阳还五汤

《医林改错》

补阳还五赤芍芎，归尾通经佐地龙，

四两黄芪为主药，血中瘀滞用桃红。

【组成】生黄芪四两（120g）　当归尾二钱（6g）　赤芍一钱半（5g）　地龙一钱（3g）　川芎一钱（3g）　红花一钱（3g）　桃仁一钱（3g）

【功用】补气活血通络。

【主治】气虚血瘀之中风。

（1）病机：正气亏虚，气虚血滞，脉络瘀阻。

（2）辨证要点：半身不遂，口眼㖞斜，舌暗淡，苔白，脉缓无力。

【方解】

君　生黄芪——补益元气，气旺血行

臣　当归尾——活血通络

佐使　赤芍、川芎、桃仁、红花——活血祛瘀

　　　　地龙——通经活络，引药入经

【重点】

1. 配伍特点：活血之中重用补气药，意在大补元气，使气旺血行，活血而不伤正，标本兼顾。

2. 用量：黄芪重用，多生用，从小剂量起，用量逐渐加大。

3. 使用注意：久服缓治，坚持疗程，配合针灸、理疗、锻炼等综合疗法；必须神志清醒，体温正常；痰阻、肝风、阴虚血热者忌用。

【难点】

1. 本方为什么重用生黄芪？

2. 本方如何用于中风后遗症？

温经汤

《金匮要略》

温经汤用吴萸芎，归芍丹桂姜夏冬，

参草益脾胶养血，调经重在暖胞宫。

【组成】吴茱萸三两（9g）　当归二两（6g）　芍药二两（6g）　川芎二两（6g）　人参二两（6g）　桂枝二两（6g）　阿胶二两（6g）　牡丹皮二两（6g）　生姜二两（6g）　甘草二两（6g）　半夏半升（6g）　麦冬一升（9g）

【功用】 温经散寒，祛瘀养血。

【主治】 冲任虚寒，瘀血阻滞证。

（1）病机：冲任血虚，寒邪乘虚入侵冲任，寒凝血瘀。

（2）辨证要点：月经不调，小腹冷痛，经血夹有瘀块，时有烦热，舌质暗红，脉细涩。

【方解】

君　吴茱萸——温经散寒，通利血脉

　　桂枝——温通血脉，行气止痛

臣　当归——活血祛瘀，养血和血

　　川芎——活血化瘀，养血调经

　　芍药——养血敛阴，柔肝止痛

　　牡丹皮——活血散瘀，清血分虚热

佐　阿胶——养血止血，滋阴润燥

　　麦冬——养阴清热

　　人参、甘草——益气健脾

　　生姜、半夏——通降胃气

使　甘草——调和诸药

【重点】

1. 配伍特点：温清补消并用，以温经化瘀为主；温而不燥，刚柔相济，共成温养温通之剂。

2. 使用原则：凡冲任虚寒，瘀血阻滞之月经不调，表现为月经提前、推后、数行、崩漏、痛经、闭经或宫寒不孕者，均可使用。

【难点】

1. 半夏与麦冬、生姜与半夏是张仲景用药特色吗？

2. 主治冲任虚寒，瘀血内阻之月经不调，为何要肝脾同治?

生化汤
《傅青主女科》

生化汤是产后方，归芎桃草酒炮姜，

消瘀活血功偏擅，止痛温经效亦彰。

【组成】全当归八钱（24g）　川芎三钱（9g）　桃仁十四枚（6g）　干姜炮黑（原方用法中有黄酒、童便）五分（2g）　炙甘草五分（2g）

【功用】化瘀生新，温经止痛。

【主治】产后瘀血腹痛。

（1）病机：血虚寒凝，瘀血阻滞。

（2）辨证要点：产后恶露不行，小腹冷痛。

【方解】

君　全当归——养血活血，祛瘀生新

臣　川芎——活血行气

　　桃仁——活血散瘀

佐　炮姜——温经散寒止痛

　　黄酒——温通血脉

使　炙甘草——和中缓急，调和诸药

【重点】

1. 作用特点：妇人产后多虚、多寒、多瘀，本方作用特点重在温、补、行。故为妇女产后常用方，有些地区民间习惯作为产后必服之剂，但毕竟是化瘀之方，且药性偏温，故应以产后血虚而有瘀滞偏寒者为宜。

2. 用量：重用全当归。

3. 注意事项：产后血热而有瘀滞者禁用。

【难点】

1. 方中为何用炮姜？

2. 生化汤既为瘀血内阻的恶露不行而设，为什么重用补血的当归为君？

第二节　止血剂

十灰散

《十药神书》

> 十灰散用十般灰，柏茅茜荷丹棕煨，
>
> 二蓟栀黄各炒黑，上部出血势能摧。

【组成】大蓟　小蓟　荷叶　侧柏叶　茅根　茜根　山栀　大黄　牡丹皮　棕榈皮各等分（各9g）

【功用】凉血止血。

【主治】血热妄行之证。

（1）病机：肝胃火盛，迫血妄行，上走诸窍。

（2）辨证要点：上部出血，血色鲜红，舌红苔黄，脉数。

【方解】

君　大蓟、小蓟——凉血止血，活血祛瘀

臣　荷叶、侧柏叶、白茅根、茜根——凉血止血

　　棕榈皮——收涩止血

佐　栀子、大黄——清热泻火

　　牡丹皮——凉血祛瘀

【重点】

1. 配伍特点：凉中寓散，清降结合，标本兼顾。

2. 使用原则：用于血热妄行的上部出血证，如吐血、咳血、咯血、衄血。

3. 用法：各药烧炭存性，研极细末，藕汁或萝卜汁磨京墨适量，调服 9～15g。

4. 使用注意：虚寒性出血禁用本方。

【难点】

1. 十灰散的立方宗旨如何？

2. 十灰散中用藕汁或萝卜汁磨京墨调服的用意何在？其方中大黄起何作用？

小蓟饮子

《济生方》

小蓟饮子藕蒲黄，木通滑石生地裹；

归草黑栀淡竹叶，血淋热结服之良。

【组成】生地黄　小蓟　滑石　木通　炒蒲黄　藕节　淡竹叶　当归　山栀子　炙甘草各等分（各9g）

【功用】凉血止血，利水通淋。

【主治】血淋、尿血。

（1）病机：湿热蕴聚下焦膀胱，气化失司，损伤血络。

（2）辨证要点：尿中带血，小便赤涩热痛，舌红，脉数。

【方解】

君　小蓟——凉血止血，利尿通淋

臣　生地黄——凉血止血，养阴清热

　　藕节、蒲黄——凉血止血，活血化瘀

佐　滑石、竹叶、木通——清热利水通淋

　　栀子——清热泻火

　　当归——养血和血，引血归经

使　甘草——调和诸药，缓急止痛

【重点】

配伍特点：止中有行，利中有养。

【难点】

比较小蓟饮子、导赤散与八正散功效主治之异同。

黄土汤

《金匮要略》

　　黄土汤用芩地黄，术附阿胶甘草尝，

　　温阳健脾能摄血，便血崩漏服之康。

【组成】甘草　干地黄　白术　炮附子　阿胶　黄芩各三两（各9g）　灶心黄土半斤（30g）

【功用】温阳健脾，养血止血。

【主治】脾阳不足，脾不统血证。

（1）病机：脾阳不足，统摄无权。

（2）辨证要点：便血或崩漏，血色暗淡，四肢不温，舌淡，脉细。

【方解】

君　灶心黄土——温阳收涩止血

臣　白术、附子——温阳健脾

佐　生地黄、阿胶——养血止血

　　黄芩——制术附温燥伤血之弊

使 甘草——调和诸药

【重点】

1. 配伍特点：标本同治，刚柔相济，寒热并用，温阳而不伤阴，滋阴而不碍阳。

2. 使用注意：实热阳证（症见出血鲜红，脉数）不宜。

3. 煎法：灶心黄土包煎。或先将灶心黄土水煎取汤汗，再煎余药；阿胶烊化冲服。

【难点】

黄土汤中黄芩起何作用？其白术与附子、阿胶与生地配伍有何意义？

【小结】

表 18-1 理血剂方比较

方名	相同点	不同点
桃核承气汤	活血祛瘀	破瘀下瘀，力强效速。主治瘀热互结之实证、重证
血府逐瘀汤		活血行气，善行胸中。主治胸中血瘀证
补阳还五汤		大补元气，活血通络。主治气虚血瘀阻络之中风证
复元活血汤		逐瘀行气，通络止痛。主治瘀留肝经、胁下痛剧青紫
温经汤		重在温养，佐以祛瘀。主治冲任虚寒、瘀血阻滞之证
生化汤		温经养血，化瘀止痛。主治虚寒瘀滞、产后腹痛
桂枝茯苓丸		活血化瘀，缓消癥块。主治瘀血癥块留结胞宫之证
十灰散	止血	重在凉血，兼降火收涩。主治血热妄行之上部出血证
咳血方		重在凉血，兼清肝宁肺。主治肝火灼肺之咳血证
小蓟饮子		重在凉血，兼利尿通淋。主治热结下焦之血淋尿血
槐花散		重在凉血，兼疏风宽肠。主治肠风脏毒之便血实证
黄土汤		重在温阳，兼收涩养血。主治阳虚失统之便血崩漏

复习思考题

一、单项选择题

1. 主治下焦蓄血证的方剂为 （　　）
  A. 膈下逐瘀汤　　　　　　　B. 血府逐瘀汤
  C. 少腹逐瘀汤　　　　　　　D. 桃核承气汤
  E. 复元活血汤

2. 桃核承气汤的组成中不含有 （　　）
  A. 桃仁　　　　　　　　　　B. 桂枝
  C. 红花　　　　　　　　　　D. 芒硝
  E. 大黄

3. 补阳还五汤的病机为 （　　）
  A. 气虚血滞，脉络不畅
  B. 阳虚血滞，脉络不畅
  C. 寒凝气滞，瘀血阻络
  D. 风寒湿邪，阻于经络
  E. 痰湿血瘀，脉络不畅

4. 补阳还五汤的功用为 （　　）
  A. 活血祛瘀通络　　　　　　B. 活血行气通络
  C. 补气行气活血　　　　　　D. 行气祛痰通络
  E. 补气活血通络

5. 补阳还五汤为活血化瘀之剂，其君药为 （　　）
  A. 黄芪　　　　　　　　　　B. 当归尾
  C. 红花　　　　　　　　　　D. 桃红
  E. 川芎

6. 血府逐瘀汤的君药为（　　　）

 A. 赤芍、生地   B. 桃仁、红花

 C. 当归、川芎   D. 柴胡、川芎

 E. 枳壳、柴胡

7. 冲任虚寒，瘀血阻滞的久不受孕，可选用（　　　）

 A. 四物汤   B. 桃红四物汤

 C. 温经汤   D. 生化汤

 E. 桂枝茯苓丸

8. 症见产后恶露不行，小腹冷痛，治宜选用（　　　）

 A. 温经汤   B. 生化汤

 C. 桂枝茯苓丸   D. 失笑散

 E. 少腹逐瘀汤

9. 下列哪首方剂以当归为君药（　　　）

 A. 当归补血汤   B. 复元活血汤

 C. 生化汤   D. 补阳还五汤

 E. 温经汤

10. 小蓟饮子的病机为（　　　）

 A. 肝胆湿热，迫血妄行

 B. 下焦湿热，气化失司

 C. 下焦蓄血，损伤血络

 D. 心经热盛，下移小肠

 E. 下焦瘀热，损伤血络

11. 小蓟饮子的君药为（　　　）

 A. 生地   B. 小蓟

 C. 藕节   D. 蒲黄

 E. 滑石

12. 配伍特点为止血之中寓以化瘀，清利之中寓以养
    阴的方剂为（　　）
    A. 小蓟饮子　　　　　　B. 四生丸
    C. 槐花散　　　　　　　D. 咳血方
    E. 十灰散

13. 补阳还五汤原书黄芪的用量是（　　）
    A. 一两　　　　　　　　B. 二两
    C. 三两　　　　　　　　D. 四两
    E. 五两

14. 组成中含有炮姜的方剂是（　　）
    A. 当归四逆汤　　　　　B. 补阳还五汤
    C. 温经汤　　　　　　　D. 厚朴温中汤
    E. 生化汤

15. 黄土汤的功用为（　　）
    A. 温阳补脾，养血止血
    B. 温阳健脾，养血止血
    C. 益气健脾，收敛止血
    D. 温阳健脾，补气摄血
    E. 补气养血，温经止血

二、填空题

1. 王清任创制的五逐瘀汤共有的药物是 ＿＿＿＿＿
＿＿＿。

2. 活血祛瘀法属"八法"中的＿＿＿＿＿。

3. 补阳还五汤是＿＿＿＿＿治法的代表方。

4. 桃核承气汤为调胃承气汤减＿＿＿＿之量，再加
＿＿＿＿＿而成。

5. 温经汤的功用为＿＿＿＿＿＿＿＿＿＿＿＿＿＿＿＿。

6. 生化汤中用量最大的药为＿＿＿＿＿＿＿＿＿。

7. 温阳止血法的代表方是＿＿＿＿＿＿＿＿＿＿＿＿＿＿＿。

8. 十灰散用藕汁或萝卜汁磨京磨调服，意在增强＿＿＿
＿＿＿＿＿＿之功。

9. 血府逐瘀汤善于治疗＿＿＿＿＿＿＿＿＿＿＿＿。

10. 治疗血淋、尿血属实热证的常用方剂是＿＿＿＿＿＿＿
＿＿＿＿＿＿＿＿＿。

三、简答题

1. 补阳还五汤的主治证是什么？有哪些主要临床表现？

2. 临床运用活血祛瘀剂时，为何常配伍理气药？

3. 十灰散中，栀子与大黄的配伍意义是什么？

4. 小蓟饮子中何为君药，为什么？

5. 黄土汤的配伍特点是什么？

四、病案分析（要求：进行病机分析，作出诊断，确立治法、处方）

某患者，男，74岁。两日前自觉倦怠乏力，今在家中突然跌倒，家人急送医院就诊。查体见左侧肢体不利，口眼歪斜，言语不利，口角流涎，小便不禁，舌暗淡，苔白，脉缓无力。

第十九章　治风剂

【教学目的与要求】

1. 熟悉治风剂的概念、适用范围、分类及使用注意。
2. 掌握川芎茶调散、羚角钩藤汤、镇肝熄风汤、大定风珠
3. 熟悉消风散、天麻钩藤饮。

概述

1. 概念：以辛散祛风药或滋潜息风药为主组成，具有疏散外风或平息内风作用，用治风病的方剂，称为治风剂。

2. 分类及代表方

（1）疏散外风剂：代表方如川芎茶调散。

（2）平息内风剂：代表方如羚角钩藤汤、天麻钩藤饮、大定风珠。

3. 使用注意

（1）辨内外之风（内风病证误用散风法，则会发生痉厥不止，阳亢更甚；外风病证误用滋潜息风，可使表邪不解，甚或内陷）及寒热虚实，准确选方。

（2）阴虚津少者，慎用疏散外风剂。因疏散外风剂多温燥、升阳，易伤津助火。

第一节　疏散外风剂

川芎茶调散

《太平惠民和剂局方》

川芎茶调有荆防，辛芷薄荷甘草羌，

目昏鼻塞风攻上，偏正头痛悉能康。

【组成】薄荷叶不见火八两（240g）　川芎　荆芥去梗各四两（各120g）　细辛去芦一两（30g）　防风去芦一两半（45g）　白芷　羌活　甘草爁，各二两（各60g）

【功用】疏风止痛。

【主治】外感风邪头痛。

（1）病机：风邪外袭，上犯头目。

（2）辨证要点：头痛，鼻塞，舌苔薄白，脉浮。

【方解】

君　川芎——祛风行血止痛，善治少阳、厥阴经头痛

臣　薄荷——疏散清利头目

佐　羌活——疏风止痛，善治太阳经头痛

　　细辛——散寒止痛，善治少阴经头痛

　　白芷——疏风止痛，善治阳明头痛

　　荆芥、防风——疏风解表止痛

佐使　茶叶——清利头目，防风药温燥

使　炙甘草——调和诸药

【重点】

1. 药量特点： 薄荷重用八两，且不见火。

2. 用法特点： 研细末，食后清茶调服。

3. 使用注意：气血、肝肾亏损，以及阳亢、实火上攻者不宜。

【难点】

1. 川芎茶调散治风寒还是治风热头痛？
2. 川芎茶调散为何能治各部位的头痛？

第二节　平息内风剂

羚角钩藤汤
《通俗伤寒论》

羚角钩藤菊花桑，地芍贝茹神草襄，
凉肝息风又养阴，肝热生风急煎尝。

【组成】羚角片钱半（4.5g），先煎　霜桑叶二钱（6g）　京川贝四钱，去心（12g）　鲜生地五钱（15g）双钩藤三钱（9g），后入　滁菊花三钱（9g）　茯神木三钱（9g）　生白芍三钱（9g）　生甘草八分（2.4g）　淡竹茹五钱，鲜刮（15g），与羚羊角先煎代水

【功用】凉肝息风，增液舒筋。

【主治】肝热生风证。

（1）病机：肝经热盛，灼伤津液，筋脉失养。

（2）辨证要点：高热烦躁，手足抽搐，舌绛而干，脉弦数。

【方解】

君　羚羊角——凉肝息风，清热解痉
　　钩藤——清热平肝，息风定惊
臣　桑叶、菊花——清热凉肝

　　　白芍、生甘草、生地——养阴增液，柔筋缓急

佐　竹茹、贝母——清热化痰

　　茯神——宁心安神

使　甘草——调和诸药

【重点】

　　1. 配伍用药：以凉肝息风为主，兼顾养阴、化痰、安神。因肝经热甚，一方面灼伤津液，同时又木火刑金，灼津成痰，热扰心神，故如此配伍用药。

　　2. 治法特点：本方重在息风治标，而凉肝清热不足。

　　3. 用法：羚羊角宜锉粉冲服。

【难点】

　　1. 本方主治热盛动风之证，为什么不以清热泻火药为主组成方剂？

　　2. 为什么本方常与三宝同用？

镇肝熄风汤
《医学衷中参西录》

　　镇肝息风芍天冬，玄参龟板赭茵从，

　　　龙牡麦芽膝草楝，肝阳上亢能奏功。

【组成】怀牛膝一两（30g）　生赭石一两（30g），轧细　生龙骨五钱（15g），捣碎　生牡蛎五钱（15g），捣碎　生龟板五钱（15g），捣碎　生杭芍五钱（15g）　玄参五钱（15g）　天冬五钱（15g）　川楝子二钱（6g），捣碎　生麦芽　二钱（6g）　茵陈二钱（6g）　甘草一钱半（4.5g）

【功用】镇肝息风，滋阴潜阳。

【主治】类中风。

（1）病机：肝肾阴虚，肝阳偏亢，肝风内动，气血逆乱，并走于上。

（2）辨证要点：头目眩晕，脑部热痛，面色如醉，脉弦长有力。

【方解】

君　怀牛膝——滋养肝肾，引血下行，折其阳亢

臣　代赭石——重镇平肝潜阳

　　生龙骨、牡蛎——镇肝息风潜阳

佐　生龟板、玄参、天冬、白芍——滋养阴液，益阴

　　　　　　　　　　　　　　　　　　潜阳

　　茵陈、生麦芽、川楝子——疏泄肝气，清泄肝阳

　　　　　　　　　　　　　　之有余，益胃和中，

　　　　　　　　　　　　　　防金石类药物碍胃

使　甘草——调和诸药

【重点】

1. 用量：重用怀牛膝、代赭石，参考剂量：30g。

2. 用法：代赭石、龙骨、牡蛎、龟板、芍药、麦芽、甘草七药生用，有利于潜阳。

3. 治法特点：镇肝息风时，不忘疏肝益胃。一则肝为刚脏，将军之官，性喜条达而恶抑郁，用药不可过于强制，否则激发其反动之力，欲速则不达，故在大剂量潜阳的前提下佐以调肝，有利于潜阳。二则因金石类药物易伤胃气。

4. 应用时，以神志清醒，脉弦为主。

5. 配伍特点：镇潜并用，滋疏并投，标本兼顾。

【难点】

1. 为什么本方证所用疏肝之品不是柴胡？

2. 方中是用茵陈还是青蒿？

大定风珠
《温病条辨》

大定风珠鸡子黄，麦地草胶芍麻仁，

三甲并同五味子，滋阴息风是妙方。

【组成】生白芍六钱（18g）　阿胶三钱（9g）　生龟板四钱（12g）　干地黄六钱（18g）　麻仁二钱（6g）　五味子二钱（6g）　生牡蛎四钱（12g）　麦冬，连心，六钱（18g）　炙甘草　四钱（12g）　鸡子黄，生，二枚（2个）　鳖甲，生，四钱（12g）

【功用】滋阴息风。

【主治】阴虚风动证。

（1）病机：温邪久留，灼伤真阴；或误汗妄攻，重伤真阴。

（2）辨证要点：神倦瘛疭，舌绛苔少，脉虚弱。

【方解】

君　鸡子黄、阿胶——滋阴养液以息风

臣　生地、麦冬、白芍、麻仁——养阴柔肝

佐　炙甘草、五味子——酸甘化阴，安神定志

　　龟板、鳖甲、牡蛎——育阴潜阳

使　炙甘草——调和诸药

【重点】

1. **鸡子黄用法**：每剂鸡子黄两个，入汤药中搅匀顿服，不可入煎。

2. **配伍特点**：重在滋养治本，佐以潜阳治标。

【难点】

本方是从《温病条辨》加减复脉汤衍化而来，为何在应用上有所区别?

【小结】

表 19 –1　治风剂方比较

方名	相同点	不同点
川芎茶调散	疏散外风，主治外风证	疏风止痛。为治疗外感风邪头痛之常用方
消风散		疏风除湿，清热养血。为治疗风疹、湿疹之常用方
镇肝熄风汤	平息内风，主治内风证	镇肝潜阳息风之力强，并善引血下行。多用于肝肾阴虚，肝阳上亢，风阳上扰，气血升逆之证
天麻钩藤饮		清热活血安神。常用于肝阳偏亢，肝风上扰之证
羚角钩藤汤		清热凉肝息风之力大，兼止痉。用于肝经热盛，热极动风之证
大定风珠		滋阴息风。适用于温病后期，热灼真阴，虚风内动之手足瘛疭证

复习思考题

一、单项选择题

1. 下列哪一项不属于平息内风剂的适应证（　　　）

　　A. 阳邪亢盛，热极动风

　　B. 肝阳偏亢，肝风内动

　　C. 温病邪热伤阴，阴虚生风，虚风内动

　　D. 下元虚衰，虚阳浮越，痰浊上犯之喑痱

E. 以上都不是

2. 消风散的组成中不包含的药物是（　　）
    A. 当归、生地、知母　　　　B. 荆芥、防风、苍术
    C. 川芎、地肤子、白鲜皮　　D. 蝉蜕、苦参、胡麻
    E. 牛蒡子、石膏、木通、甘草

3. 消风散中具有养血活血，滋阴润燥作用的药物是
    （　　）
    A. 川芎、生地、胡麻仁　　　B. 赤芍、生地、麦冬
    C. 川芎、当归、胡麻仁　　　D. 赤芍、当归、生地
    E. 以上都不是

4. 川芎茶调散的组成中不包含的药物是（　　）
    A. 荆芥、防风　　　　　　　B. 藁本、蔓荆子
    C. 羌活、白芷　　　　　　　D. 细辛、薄荷
    E. 川芎、甘草

5. 羚角钩藤汤的组成中不包含的药物是（　　）
    A. 桑叶、菊花　　　　　　　B. 川贝、竹茹
    C. 僵蚕、夏枯草　　　　　　D. 生地、白芍
    E. 甘草、茯神木

6. 镇肝熄风汤的组成中不包含的药物是（　　）
    A. 牛膝、赭石、元参　　　　B. 龙骨、牡蛎、龟板
    C. 芍药、天冬、茵陈　　　　D. 鳖甲、生地、枸杞
    E. 麦芽、甘草、川楝子

7. 羚角钩藤汤除有凉肝息风的功用外，还有（　　）
    A. 清热生津　　　　　　　　B. 滋阴养血
    C. 补血安神　　　　　　　　D. 滋阴潜阳
    E. 增液舒筋

8. 具有平肝息风，清热活血，补益肝肾功用的方剂是
（　　　）
A. 镇肝熄风汤　　　　　　B. 大定风珠
C. 地黄饮子　　　　　　　D. 阿胶鸡子黄汤
E. 天麻钩藤饮

9. 大定风珠的功用是（　　　）
A. 镇肝息风　　　　　　　B. 凉肝息风
C. 滋阴息风　　　　　　　D. 化痰息风
E. 柔肝息风

10. 下列哪一项不属于镇肝熄风汤原书加减法（　　　）
A. 心中热甚者，加生石膏一两
B. 痰多者，加胆星二钱
C. 尺脉重按虚者，加熟地黄八钱，净萸肉五钱
D. 大便不实者，去龟板、赭石，加附子三钱
E. 以上都不是

11. 温病后期，症见神倦瘛疭，脉气虚弱，舌绛苔少，
时时欲脱。治宜选方（　　　）
A. 羚角钩藤汤　　　　　　B. 镇肝熄风汤
C. 大定风珠　　　　　　　D. 地黄饮子
E. 天麻钩藤饮

12. 肝阳偏亢，肝风上扰，头痛眩晕，失眠，舌红苔
黄，脉弦数。治宜选用（　　　）
A. 镇肝熄风汤　　　　　　B. 天麻钩藤饮
C. 羚角钩藤汤　　　　　　D. 阿胶鸡子黄汤
E. 大定风珠

13. 下列哪一项属于川芎茶调散的主治证（　　）

　　A. 外感风邪头痛　　　　B. 瘀血阻于头面头痛

　　C. 外感风寒湿头痛　　　D. 肝阳上亢头痛

　　E. 以上都不是

14. 下列哪一项不属于镇肝熄风汤的主治证候（　　）

　　A. 头目眩晕　　　　　　B. 脑中热痛

　　C. 面色如醉　　　　　　D. 胸膈满闷

　　E. 目胀耳鸣

二、填空题

1. 川芎茶调散中善治厥阴、少阳头痛的药物是_____

_____。

2. 镇肝熄风汤的君药是_____。

3. 大定风珠组成中"三甲"是指_____

_____。

4. 消风散的功用是_____

_____。

5. 川芎茶调散的功用是_____。

6. 皮肤疹出色红，或遍身云片斑点，瘙痒，抓破后渗出津水，苔白，脉浮数有力，治宜选用_____

_____。

7. 患者高热不退，烦闷躁扰，手足抽搐，发为痉厥，甚则神昏，舌绛而干，脉弦而数，治宜选用_____

_____。

8. 天麻钩藤饮主治_____。

9. 镇肝熄风汤主治证的病机是_____

_____。

10. 羚角钩藤汤主治证的病机是 _____

_____。

三、简答题

1. 川芎茶调散与解表剂有何区别？

2. 羚角钩藤汤主治热盛动风，为何方中不以清热泻火药为主组成？方中化痰的贝母有何意义？

3. 羚角钩藤汤、镇肝熄风汤、大定风珠在功效、主治上有何异同？

四、病案分析题（要求：进行病机分析，作出诊断，确立治法、处方）

患者，男，52 岁。

有高血压病史，近日来头目眩晕，目胀耳鸣，面色如醉，脑部热痛，心中烦热，口苦咽干，左上肢渐觉不利，舌红少苔，脉弦长有力。

第二十章　治燥剂

【要求】

1. 治燥剂的概念、适用范围、分类及使用注意。
2. 掌握杏苏散、清燥救肺汤、麦门冬汤。
3. 熟悉桑杏汤、增液汤、养阴清肺汤。

概述

1. 概念：凡以轻宣辛散或甘凉滋润的药物为主组成，具有轻宣外燥或滋阴润燥等作用，以治疗燥证的方剂，统称治燥剂。

2. 分类及代表方

（1）轻宣外燥剂：代表方如杏苏散、清燥救肺汤。

（2）滋养内燥剂：代表方如麦门冬汤、百合固金汤。

3. 使用注意

（1）辨清内燥证和外燥证。内外燥证彼此相关，燥邪易伤阴液，往往形成内燥，出现内燥证与外燥证并见，故应兼顾治疗。

（2）治燥多用润剂，脾胃阳虚或气滞血瘀证者不宜使用。

（3）本类方剂多禁用辛香苦燥之品。因其辛香耗津，苦寒化燥，故燥证不宜用。

第一节　轻宣外燥剂

杏苏散
《温病条辨》

杏苏散内夏陈前，苓草枳桔姜枣研，

轻宣温润治凉燥，咳止痰化病自瘥。

【组成】苏叶（9g）　半夏（9g）　茯苓（9g）　前胡（9g）　苦桔梗（6g）　枳壳（6g）　甘草（3g）　生姜（3片）大枣（3枚）　杏仁（9g）　橘皮（6g）（原书未著用量）

【功用】轻宣凉燥，理肺化痰。

【主治】外感凉燥证。

（1）病机：凉燥外袭，肺气不宣，痰湿内阻。

（2）辨证要点：恶寒无汗，咳嗽痰稀，咽干，苔白，脉弦。

【方解】

君　杏仁——宣肺化痰止咳

　　苏叶——解肌发表，轻宣凉燥

臣　前胡——疏风降气化痰

　　桔梗、枳壳——理气宽胸

佐　半夏、橘皮、茯苓、甘草——理气健脾化痰

佐使　生姜、大枣——调和营卫

　　甘草——调和诸药

【重点】

配伍特点：本方苦温与辛甘合用，正合凉燥治以苦温，佐以甘辛的原则，体现《内经》"燥淫于内，治以苦温，

佐以苦辛"的治疗原则。

【难点】

凉燥与外感风寒如何区别?

清燥救肺汤
《医门法律》

清燥救肺参草杷，石膏胶杏麦胡麻，

经霜收下冬桑叶，清燥润肺效可夸。

【组成】桑叶经霜者，去枝梗，净叶三钱（9g） 石膏煅，二钱五分（8g） 甘草一钱（3g） 人参七分（2g） 胡麻仁炒，研，一钱（3g） 真阿胶八分（3g） 麦门冬去心，一钱二分（4g） 杏仁泡，去皮尖，炒黄，七分（2g） 枇杷叶一片，刷去毛，蜜涂，炙黄（3g）

【功用】清燥润肺，养阴益气。

【主治】温燥伤肺之重证。

（1）病机：温燥伤肺，气阴两伤。

（2）辨证要点：身热，干咳无痰，气逆而喘，舌红少苔，脉虚大而数。

【方解】

　　君　桑叶——清泄肺燥，宣肺止咳

　　臣　石膏——清泄肺热

　　　　麦冬——养阴润肺

　　佐　人参、甘草——益气生津

　　　　胡麻仁、阿胶——养阴润肺

　　　　杏仁、枇杷叶——苦降肺气

　　使　甘草——调和诸药

【重点】

1. 配伍特点： 清宣凉润，避用辛香苦燥，使宣中有清，清中有润，达到清不伤正，救肺不助邪之目的。

2. 用量特点： 用量轻，寒凉不沉，滋而不腻。

3. 用法特点： 少量频服，使药力轻举走上，体现"治上焦如羽，非轻不举"的用药特点。

【难点】

本方为什么用煅石膏？

第二节　滋润内燥剂

麦门冬汤

《金匮要略》

> 麦门冬汤用人参，枣草粳米半夏存，
> 肺痿咳逆因虚火，清养肺胃又下气。

【组成】麦门冬七升（42g）　半夏一升（6g）　人参三两（9g）　甘草二两（6g）　粳米三合（3g）　大枣四枚（2枚）

【功用】清养肺胃，降逆下气。

【主治】

1. 虚热肺痿

（1）病机：肺胃燥热，津液不足，气火上逆，肺失所养。

（2）辨证要点：咳嗽气喘，咽喉不利，咯痰不爽，或咳吐涎沫，口干咽燥，手足心热，舌红少苔，脉虚数。

2. 胃阴不足证

（1）病机：胃阴不足，胃有虚热。

（2）辨证要点：呕吐，纳少，呃逆，口渴，咽干，舌红少苔，脉虚数。

【方解】

君　麦冬——清肺胃之热，养肺胃之阴

臣　人参、甘草——益气生津，健脾补肺

佐　大枣、粳米——养胃生津

佐使　半夏——降逆化痰止呕，监制麦冬滋腻之性

　　　　甘草——调和诸药

【重点】

1. 配伍特点：主从有序，润降得宜，补而不滞，滋而不腻。

本方配伍特点有二：一是体现"培土生金"法；二是于大量甘润剂中少佐辛燥之品，主从有序，润燥得宜，俾滋而不腻，燥不伤津。

2. 用量：重用麦冬 7 升，轻用半夏 1 升，两者之间比为 7 : 1。

【难点】

本方如何体现"培土生金"之法？

【小结】

表 20 - 1　治燥剂方比较

方名	相同点	不同点
杏苏散	清宣外燥，用于外燥证	轻宣凉燥，理肺化痰。适用于外感凉燥证
桑杏汤		清宣温燥。用于温燥外袭，肺津受灼之轻证
清燥救肺汤		清燥润肺，养阴益气。用于燥热伤肺，气阴两伤之重证

续表

方名	相同点	不同点
增液汤	滋阴润燥,用于内燥证	增液润燥。多用于治疗内伤阴虚液亏诸证
麦门冬汤		清养肺胃,降逆下气。主治虚热肺痿证、胃阴不足证
养阴清肺汤		重在养阴清肺,兼解毒利咽。主治白喉和阴虚燥热所致的咽喉肿痛

复习思考题

一、单项选择题

1. 外感凉燥证宜选用(　　)

    A. 桑杏汤　　　　　　　　B. 桑菊饮

    C. 香苏散　　　　　　　　D. 杏苏散

    E. 止嗽散

2. 杏苏散组成中不包含的药物有(　　)

    A. 半夏、茯苓　　　　　　B. 橘皮、前胡

    C. 防风、荆芥　　　　　　D. 枳壳、生姜

    E. 桔梗、甘草、大枣

3. 桑杏汤的药物组成中,除桑叶、杏仁外,还有(　　)

    A. 玄参、象贝、香豉、栀皮、梨皮

    B. 沙参、象贝、香豉、栀皮、梨皮

    C. 沙参、象贝、香豉、桑皮、梨皮

    D. 沙参、象贝、香豉、桑皮、西瓜皮

    E. 沙参、知母、香豉、栀皮、梨皮

4. 清燥救肺汤的组成中不包含的药物是 （　　　）
    A. 桑叶、石膏   B. 杏仁、胡麻仁
    C. 贝母、玄参   D. 人参、甘草
    E. 阿胶、麦冬、枇杷叶

5. 养阴清肺汤组成中不包含的药物是 （　　　）
    A. 沙参、杏仁   B. 玄参、贝母
    C. 丹皮、薄荷   D. 白芍药、甘草
    E. 生地、麦冬

6. 养阴清肺汤主治 （　　　）
    A. 肺痿   B. 肺痈
    C. 白喉   D. 肺痨
    E. 以上都不是

7. 百合固金汤的组成中不包含的药物是 （　　　）
    A. 生地、熟地   B. 白芍、当归
    C. 地骨皮、杏仁   D. 玄参、桔梗
    E. 麦冬、甘草

8. 麦门冬汤组成中不包含的药物是 （　　　）
    A. 人参   B. 半夏
    C. 山药   D. 粳米
    E. 甘草

9. 养阴清肺汤与百合固金汤的组成中均不含有的药物是 （　　　）
    A. 生地   B. 玄参
    C. 沙参   D. 白芍
    E. 麦冬

10. 增液汤的组成是（　　　）

    A. 玄参、麦冬、生地　　　　　B. 人参、麦冬、生地

    C. 沙参、天冬、生地　　　　　D. 玄参、天冬、熟地

    E. 人参、麦冬、熟地

11. 桑杏汤的功用是（　　　）

    A. 轻宣凉燥　　　　　　　　　B. 清宣温燥

    C. 清燥润肺　　　　　　　　　D. 生津润燥

    E. 养阴清肺

12. 患者头微痛，恶寒无汗，咳嗽痰稀，鼻塞嗌干，苔白，脉弦。治宜选用（　　　）

    A. 三拗汤　　　　　　　　　　B. 小青龙汤

    C. 桑杏汤　　　　　　　　　　D. 止嗽散

    E. 杏苏散

13. 下列哪一项不属于清燥救肺汤的主治证候（　　　）

    A. 头痛身热

    B. 胸满胁痛，心烦口渴

    C. 恶寒微汗

    D. 干咳无痰，气逆而喘

    E. 咽喉干燥，鼻燥

14. 下列哪一项不属于养阴清肺汤的主治证候（　　　）

    A. 喉间起白如腐，不易拨去

    B. 心烦口渴

    C. 发热，鼻干唇燥

    D. 咽喉肿痛

    E. 呼吸有声，似喘非喘

15. 下列哪一项不属于麦门冬汤的主治证候（　　　）

    A. 咳逆上气，咯痰不爽　　　B. 咳吐涎沫

    C. 口干咽燥　　　　　　　　D. 咽喉肿痛

    E. 手足心热

二、填空题

1. 清燥救肺汤的君药是＿＿＿＿＿＿＿＿＿＿＿＿＿＿＿＿。

2. 麦门冬汤组成中，麦冬与半夏用量之比是＿＿＿＿＿＿＿＿＿＿＿。

3. 杏苏散的功用是＿＿＿＿＿＿＿＿＿＿＿＿＿＿＿＿＿。

4. 清燥救肺汤的功用是＿＿＿＿＿＿＿＿＿＿＿＿＿＿。

5. 具有养阴润肺，化痰止咳功用的方剂是＿＿＿＿＿＿＿＿＿＿＿＿＿＿＿＿＿＿。

6. 麦门冬汤的功用是＿＿＿＿＿＿＿＿＿＿＿＿＿＿＿。

7. 患者身不甚热，干咳无痰，咽干口渴，脉数大，治宜选用＿＿＿＿＿＿＿＿＿＿＿。

8. 主治阴虚蕴热，复感疫毒之白喉的代表方剂是＿＿＿＿＿＿＿＿＿＿＿＿＿＿＿。

9. 主治热邪伤津，无水舟停之大便秘结的代表方剂是＿＿＿＿＿＿＿＿＿＿＿＿＿＿。

10. 麦门冬汤主治虚热肺痿的病机是＿＿＿＿＿＿＿＿＿＿＿＿＿＿＿＿＿＿＿。

三、简答题

1. 轻宣外燥剂与滋阴内燥剂在组方选药上有什么特点？

2. 为什么温燥伤肺不能用辛香、苦寒之品治之？

3. 杏苏散主治燥证，方中为何配伍性偏温燥的二

陈汤?

4. 清燥救肺汤与百合固金汤均能治疗燥咳,其临床应用有何不同?

5. 麦门冬汤方中使用半夏的意义?

四、病案分析题（要求：进行病机分析，作出诊断，确立治法、处方）

患者,女,50 岁。

咽中不适已 2 月余,咽喉干燥,时而呃逆,咳唾涎沫,舌干红,少苔,脉虚细而数。

第二十一章　祛湿剂

【教学目的与要求】

1. 熟悉祛湿剂的概念、适用范围、分类及使用注意。

2. 掌握平胃散、藿香正气散、茵陈蒿汤、八正散、三仁汤、五苓散、真武汤、实脾散、完带汤、独活寄生汤。

3. 熟悉甘露消毒丹、连朴饮、当归拈痛汤、二妙散、猪苓汤、防己黄芪汤、苓桂术甘汤、萆薢分清饮、羌活胜湿汤。

概述

1. 概念： 凡以祛湿药为主组成，具有化湿利水、通淋泄浊等作用，用以治疗水湿病证的方剂，统称祛湿剂。

2. 分类及代表方

（1）化湿和胃剂：代表方如平胃散。

（2）清热祛湿剂：代表方如茵陈蒿汤。

（3）利水渗湿剂：代表方如五苓散。

（4）温化寒湿剂：代表方如苓桂术甘汤。

（5）祛湿化浊剂：代表方如完带汤。

（6）祛风胜湿剂：代表方如独活寄生汤。

3. 使用注意

（1）素体阴血不足，或病后体弱患者及孕妇等应慎用。

（2）常配理气药同用，所谓"湿聚则气滞，气化则湿亦化"。

第一节　化湿和胃剂

平胃散
《简要济众方》

平胃散内君苍术，厚朴陈草姜枣煮，
燥湿运脾又和胃，湿滞脾胃胀满除。

【组成】　苍术去黑皮，捣为粗末，炒黄色，四两（120g）　厚朴去粗皮，涂生姜汁，炙令香熟，三两（90g）　陈橘皮洗令净，焙干，二两（60g）　甘草炙黄，一两（30g）　（原方用法中有生姜二片，大枣二枚）

【功用】　燥湿运脾，行气和胃。

【主治】　湿滞脾胃证。

（1）病机：湿滞中焦，困阻脾阳，运化失常。

（2）辨证要点：脘腹胀满，舌苔白腻而厚。

【方解】

君　苍术——燥湿运脾

臣　厚朴——行气化湿除满

佐　陈皮——理气燥湿醒脾

佐使　炙甘草——甘缓和中，调和诸药
　　　　生姜、大枣——补脾和胃

【重点】

1. 用法特点：煎煮时，少加生姜、大枣以补脾和胃。

2. 配伍要点：燥湿与行气并用，而以燥湿为主；运脾与和胃兼顾，而以运脾为主。

3. 使用注意： 阴津不足或脾胃虚弱者及孕妇不宜使用。

【难点】

1. 应用平胃散的基本指征是什么？

2. 平胃散与四君子汤均具健脾祛湿之功，二者在功效、主治上有何异同？

藿香正气散

《和剂局方》

藿香正气大腹苏，甘桔陈苓术朴俱，

夏曲白芷加姜枣，感伤岚瘴并能驱。

【组成】 大腹皮　白芷　紫苏　茯苓去皮，各一两（各3g）　半夏曲　白术　陈皮去白　厚朴去粗皮，姜汁炙苦桔梗各二两（各6g）　藿香去土，三两（9g）　甘草炙，二两半（6g）　（原方用法中有生姜三片，大枣一枚）

【功用】 解表化湿，理气和中。

【主治】 外感风寒，内伤湿滞证。

（1）病机：风寒束表，湿阻中焦，气机阻滞，肠胃失调。

（2）辨证要点：恶寒发热，呕吐泄泻，舌苔白腻。

【方解】

君　藿香——外散风寒，内化湿浊，辟秽和中

臣　半夏曲、陈皮——理气燥湿，和胃降逆止呕

　　白术、茯苓——健脾祛湿以止泻

佐　紫苏——解表散寒，行气止呕

白芷——解表散寒，燥湿化浊

大腹皮、厚朴——行气化湿，畅中行滞

桔梗——宣肺利膈，解表化湿

生姜、大枣——外和营卫，内调脾胃

使　炙甘草——调和诸药

【重点】

1. 用量特点： 重用藿香三两。

2. 用法特点： 研细末，加生姜、大枣同煎。如欲出汗，加衣盖被。

3. 配伍要点： 表里双解，升清降浊，扶正祛邪。

4. 使用注意： 霍乱吐泻属湿热证者禁用。

【难点】

1. 本方通过哪几条途径祛湿？

2. 本方为什么配伍扶正药？

第二节　清热祛湿剂

茵陈蒿汤

《伤寒论》

　　茵陈蒿汤治阳黄，栀子大黄组成方，

　　栀子柏皮加甘草，茵陈四逆治阴黄。

【组成】茵陈六两（18g）　栀子十四枚（12g）　大黄去皮，二两（6g）

【功用】清热利湿退黄。

【主治】阳黄黄疸。

（1）病机：湿热瘀滞，熏蒸肝胆，胆汁泛溢。

（2）辨证要点：一身面目俱黄，黄色鲜明，舌苔黄腻，脉滑数。

【方解】

君　茵陈——清热利湿，利胆退黄

臣　栀子——清热降火，通利三焦

佐　大黄——泻热逐瘀，通利大便

【重点】

1. 用量特点：重用茵陈六两。

2. 用法特点：栀子生用，大黄无须后下。

3. 配伍要点：利湿与泄热并进；通利二便，前后分消。

4. 使用注意：服本方后，小便增多，且尿色黄为效。

【难点】

1. 大黄在茵陈蒿汤中有什么意义？

2. 阳黄与阴黄在症状、治法、选方等方面有何不同？

八正散

《和剂局方》

八正木通与车前，萹蓄大黄滑石研，

草梢瞿麦兼栀子，煎加灯草痛淋蠲。

【组成】车前子　瞿麦　萹蓄　滑石　山栀子仁　甘草炙　木通　大黄面裹煨，去面，切，焙，各一斤（各9g）（原方用法中有灯芯）

【功用】清热泻火，利水通淋。

【主治】热淋。

（1）病机：湿热蕴结，膀胱不利。

（2）辨证要点：尿频尿急，溺时涩痛，舌苔黄腻，脉滑数。

【方解】

君　滑石——清热利湿，利水通淋

　　木通——上清心火，下利湿热

臣　萹蓄、瞿麦、车前子——清热利水通淋

佐　栀子——清泄三焦，通利水道

　　大黄——泄热通腑

佐使　炙甘草——调和诸药，清热，缓急止痛

　　　　灯芯——利水通淋以助药力

【重点】

1. 用法特点： 研为散，加灯心煎，食后临卧服，小儿量力予之。

2. 配伍要点： 集大队寒凉降泄之品，泻火与利湿合法，利尿与通腑并行。

3. 使用注意： 不宜久服；淋证日久，体质素虚及孕妇忌用。

【难点】

1. 本方由苦寒通利药物组成，易伤阴血，方中为何不选用补养阴血之药？

2. 如何体会本方清热重于利湿？

三仁汤

《温病条辨》

三仁杏蔻薏苡仁，朴夏通草滑竹伦，

水用甘澜扬百遍，湿温初起法堪遵。

【组成】杏仁五钱（15g）　飞滑石六钱（18g）　白通

草二钱（6g）　白蔻仁二钱（6g）　竹叶二钱（6g）　厚朴二钱（6g）　生薏苡仁六钱（18g）　半夏五钱（15g）

【功用】宣畅气机，清利湿热。

【主治】湿温初起或暑温夹湿之湿重于热证。

（1）病机：湿邪郁遏，弥漫三焦。

（2）辨证要点：头痛恶寒，身重疼痛，午后身热，苔白不渴。

【方解】

君　滑石——清热利湿，解暑

臣　杏仁——降气调肺以宣上

　　白蔻仁——化湿行气以畅中

　　薏苡仁——淡渗利湿以渗下

佐　通草、竹叶——利湿清热以助渗下

　　半夏、厚朴——理气燥湿以助畅中

【重点】

1. 用法特点：甘澜水煎服。

2. 配伍要点：宣上，畅中，渗下，使气畅湿行，湿热从三焦分消。

3. 使用注意：禁汗、禁下、禁润。

【难点】

1. 本方为什么能主治湿温病初起之湿重于热证？

2. 本方与甘露消毒丹皆治湿温，二方在病机、治法、选药上有何异同？

第三节　利水渗湿剂

五苓散

《伤寒论》

五苓散治太阳腑，白术泽泻猪苓茯，
桂枝化气兼解表，小便通利水饮除。

【组成】猪苓去皮，十八铢（9g）　泽泻一两六铢
（15g）　白术十八铢（9g）　茯苓十八铢（9g）　桂枝去皮，
半两（6g）

【功用】利水渗湿，温阳化气。

【主治】

1. 蓄水证

（1）病机：表邪未解，内传膀胱，膀胱气化不利。

（2）辨证要点：恶寒发热，口渴欲饮，小便不利，舌
苔白，脉浮或缓。

2. 痰饮

（1）病机：湿停成痰，泛溢三焦。

（2）辨证要点：脐下动悸，吐涎沫而头眩。

3. 水湿内停证

（1）病机：脾不运湿，水湿泛滥。

（2）辨证要点：水肿，小便不利，泄泻，苔白腻，
脉滑。

【方解】

　君　泽泻——利水渗湿

　臣　茯苓、猪苓——助君药利水渗湿

佐　白术——健脾益气

　　桂枝——外解太阳之表证，内助膀胱之气化

【重点】

1. 用量特点：重用泽泻。

2. 配伍要点：表里同治而侧重于治里；通利膀胱又兼实脾治水。

【难点】

1. 本方以何药为君？

2. 方中宜用桂枝还是肉桂？

防己黄芪汤

《金匮要略》

《金匮》防己黄芪汤，白术甘草枣生姜，

　　益气祛风又行水，表虚风水风湿康。

【组成】防己一两（12g）　甘草炒，半两（6g）　白术七钱半（9g）　黄芪去芦，一两一分（15g）　原方用法中有生姜四片，大枣一枚）

【功用】益气祛风，健脾利水。

【主治】表虚之风水或风湿。

（1）病机：表虚卫气不固，风湿郁于肌腠。

（2）辨证要点：汗出恶风，小便不利，苔白，脉浮。

【方解】

君　防己——祛风除湿，利水消肿

　　黄芪——益气固表，利水消肿

臣　白术——健脾燥湿，益气固表

佐　生姜、大枣——健脾和胃

佐使　炙甘草——调和诸药

【重点】

1. 用药特点：防己、黄芪用量偏重。

2. 配伍要点：祛邪不伤正，固表不留邪。

3. 使用注意：水湿壅盛肿甚者不宜。

【难点】

1. 为什么本方一方能主治风湿、风水两证？

2. 方中为何用黄芪益气？

第四节　温化寒湿剂

苓桂术甘汤

《金匮要略》

苓桂术甘化饮剂，温阳化饮又健脾，

饮邪上逆胸胁满，水饮下行悸眩去。

【组成】茯苓四两（12g）　桂枝三两（9g）　白术三两（9g）　甘草炙，二两（6g）

【功用】温阳化饮，健脾利水。

【主治】中阳不足之痰饮。

（1）病机：中阳素虚，饮停心下。

（2）辨证要点：胸胁支满，目眩心悸，舌苔白滑。

【方解】

君　茯苓——健脾利水，渗湿化饮

臣　桂枝——温阳化气，平冲降逆

佐　白术——健脾燥湿

佐使　炙甘草——合桂枝辛甘化阳，合白术益气健脾，
　　　　　　　　调和诸药

【重点】

1. 用量特点：茯苓∶桂枝∶白术∶炙甘草 = 4∶3∶3∶2。

2. 配伍要点：温而不燥，利而不峻，标本兼顾。

3. 使用注意：服用本方后，小便当增多，这是饮从小便而去的标志。

【难点】

1. 本方怎样体现"病痰饮者，当以温药和之"的治法？

2. 桂枝在麻黄汤、桂枝汤、五苓散、苓桂术甘汤、炙甘草汤、桃仁承气汤、肾气丸中的配伍意义有何不同？

真武汤

《伤寒论》

真武汤壮肾中阳，茯苓术芍附生姜，

少阴腹痛有水气，悸眩瞤惕保安康。

【组成】茯苓三两（9g）　芍药三两（9g）　白术二两（6g）　生姜切，三两（9g）　附子炮，去皮，破八片，一枚（9g）

【功用】温阳利水。

【主治】

1. 阳虚水泛证

（1）病机：脾肾阳虚，水湿泛滥。

（2）辨证要点：小便不利，肢体沉重或浮肿，舌质淡胖，苔白，脉沉。

2. 太阳病发汗太过，阳虚水泛证

（1）病机：阴随阳伤，筋肉失养。

（2）辨证要点：发热，心下悸，头眩，身瞤动，振振欲擗地。

【方解】

君　附子——温肾暖脾，助阳祛寒

臣　白术——健脾燥湿

　　茯苓——利水渗湿

佐　生姜——助附子温阳，温散水湿

　　白芍——利水，缓急，敛阴舒筋，防附子燥热伤阴

【重点】

配伍要点：标本兼顾，肾脾同温，刚柔相济。

【难点】

1. 白芍在桂枝汤、小青龙汤、麻子仁丸、四逆散、逍遥散、小建中汤、真武汤中的配伍意义。

2. 五苓散、猪苓汤、真武汤、八正散均治小便不利，四者有何不同？

实脾散

《重订严氏济生方》

实脾苓术与木瓜，甘草木香大腹加，

草果姜附兼厚朴，虚寒阴水效堪夸。

【组成】厚朴去皮，姜制，炒　白术　木瓜去瓤　木香不见火　草果仁　大腹子　附子炮，去皮脐　白茯苓去皮　干姜炮，各一两（各30g）　甘草炙，半两（15g）　（原方用法中有生姜五片，大枣一枚）

【功用】温阳健脾，行气利水。

【主治】脾肾阳虚，水气内停之阴水。

（1）病机：脾肾阳虚，阳不化水，水气内停。

（2）辨证要点：身半以下肿甚，胸腹胀满，舌淡苔腻，脉沉迟。

【方解】

君　附子、干姜——温阳健脾

臣　茯苓、白术——健脾渗湿

佐　木瓜——除湿醒脾和中

　　厚朴、木香、大腹子——行气导滞，化湿行水

　　草果——温中燥湿

佐使　生姜、大枣——益气健脾

　　　炙甘草——调和诸药

【重点】

1. 用法特点：厚朴姜制、炒，木香不见火；研为散，加入生姜、大枣同煎。

2. 配伍要点：脾肾同治，而以温脾阳为主；行气与利水共行，寓行气于温利之中。

3. 使用注意：阳水不宜使用。

【难点】

1. 实脾散以浮肿为主治，为何方中不以渗利之品为主药？

2. 前人对水肿的治疗，往往首先推崇实脾散，为什么？

第五节　祛湿化浊剂

完带汤

《傅青主女科》

完带汤中用白术，山药人参白芍辅，

苍术车前黑芥穗，陈皮甘草与柴胡。

【组成】白术土炒，一两（30g）　山药炒，一两（30g）　人参二钱（6g）　白芍酒炒，五钱（15g）　车前子酒炒，三钱（9g）　苍术制，三钱（9g）　甘草一钱（3g）　陈皮五分（2g）　黑芥穗五分（2g）　柴胡六分（2g）

【功用】补脾疏肝，化湿止带。

【主治】脾虚肝郁，湿浊下注之带下证。

（1）病机：脾虚肝郁，带脉失约，湿浊下注。

（2）辨证要点：带下色白，清稀无臭，舌淡苔白，脉濡缓。

【方解】

君　白术、山药——补气健脾

臣　人参——助君药补脾

　　苍术——燥湿运脾

　　车前子——利湿泻浊

　　白芍——柔肝理脾

佐　陈皮——理气燥湿

　　柴胡、芥穗——升散，合白术升发脾胃清阳，配

　　　　　　　　白芍疏达肝气郁滞

使　甘草——调药和中

【重点】

1. 用量特点：重用白术、山药，轻用柴胡、芥穗。

2. 配伍要点：肝脾同治，补中有行，寓消于补，培土抑木。

【难点】

1. 为何不用收敛止带药？

2. 方中配伍柴胡、白芍、黑芥穗有何意义？

第六节　祛风胜湿剂

独活寄生汤

《备急千金要方》

独活寄生艽防辛，芎归地芍桂苓均，

杜仲牛膝人参草，冷风顽痹屈能伸。

【组成】独活三两（9g）　桑寄生　杜仲　牛膝　细辛　秦艽　茯苓　肉桂心　防风　川芎　人参　甘草　当归　芍药　干地黄各二两（各6g）

【功用】祛风湿，止痹痛，益肝肾，补气血。

【主治】痹症日久，肝肾两虚，气血不足证。

（1）病机：风寒湿邪痹阻，肝肾气血亏虚。

（2）辨证要点：腰膝冷痛，关节屈伸不利，心悸气短，舌淡苔白，脉细弱。

【方解】

君　独活——祛下焦风寒湿邪

臣　细辛——发散风寒，搜剔风湿

　　防风、秦艽——祛风胜湿

桂心——温里祛寒，通行血脉

佐　桑寄生、牛膝、杜仲——补肝肾，祛风湿，壮筋骨

　　当归、芍药、地黄、川芎——养血活血

　　人参、茯苓、甘草——健脾益气

使　甘草——调和诸药

【重点】

1. 配伍要点： 邪正兼顾，标本同治。

2. 使用注意： 痹症属湿热实证者忌用。

【难点】

1. 独活寄生汤在组方选药上有何特点？

2. 本方与当归四逆汤均治痹症，有何不同？

【小结】

表 21 - 1　祛湿剂方比较

方名	相同点	不同点
平胃散	祛湿和中。主治中焦湿郁停滞之证	燥湿力强，长于治疗湿困中焦，脾胃不和之证
藿香正气散		化湿和中，兼能解表。主治外感风寒，内有湿滞之证
茵陈蒿汤		利湿与泄热并重，为治疗黄疸属阳黄之代表方
八正散	均能清热利湿。主治湿热蕴结证	集清热利水通淋药为一方，为治疗热淋之代表方
三仁汤		重在宣畅气机以祛湿，兼以清热。主治湿温初起或暑温夹湿之湿重于热证
甘露消毒丹		利湿化浊与清热解毒并重，主治湿温时疫之湿热并重证

第二十一章 祛湿剂

続表

方名	相同点	不同点
连朴饮	均能清热利湿。主治湿热蕴结证	升清降浊偏于行气和胃以止呕，为治疗湿热霍乱之常用方
当归拈痛汤		兼辛散祛风胜湿之品，为治疗风湿热痹或湿热脚气之常用方
二妙散		清热燥湿并重，为治疗湿热下注之痿痹、脚气、带下、湿疮之基础方
五苓散	均能利水，用治水湿内停之证	温阳化气利水。主治表邪未尽，内传膀胱，气化不利之蓄水证
猪苓汤		利水清热养阴。主治邪已入里化热，水热互结伤阴之证
防己黄芪汤		益气补虚固表之效佳。适宜于风水表虚之证
苓桂术甘汤	均能温阳利水，用治水湿泛滥之证	重在利水渗湿，兼以温阳健脾。是治疗痰饮病的代表方
真武汤		温肾力胜。善治脾肾阳虚偏于肾阳虚衰之水肿
实脾散		温脾力胜。善治脾肾阳虚偏于脾阳虚弱之水肿
萆薢分清饮	均能祛湿化浊，用治湿浊下注之证	重在温肾利湿，主治下焦虚寒之膏淋、白浊
完带汤		重在补脾疏肝止带。主治脾虚肝郁，湿浊下注之带下证
羌活胜湿汤	均能祛风湿止痛，主治痹证	善祛周身风湿，主治风湿在表之痹证
独活寄生汤		兼顾补益肝肾气血。主治痹证日久，肝肾两虚，气血不足之证

· 221 ·

复习思考题

一、单项选择题

1. 平胃散组成中不包含的药物是 （　　　）
   - A. 陈皮
   - B. 厚朴
   - C. 半夏
   - D. 甘草、生姜、大枣
   - E. 苍术

2. 平胃散中配伍生姜、大枣的意义是 （　　　）
   - A. 调和肝脾
   - B. 调和脾胃
   - C. 调和肝胃
   - D. 调和胃肠
   - E. 以上都不是

3. 藿香正气散药物组成中不包括 （　　　）
   - A. 半夏
   - B. 白芷
   - C. 白术
   - D. 木香
   - E. 紫苏

4. 茵陈蒿汤的组成除茵陈外，还有 （　　　）
   - A. 栀子、大黄
   - B. 栀子、黄芩
   - C. 栀子、黄柏
   - D. 大黄、黄连
   - E. 大黄、黄柏

5. 三仁汤中的"三仁"是指 （　　　）
   - A. 杏仁、草蔻仁、薏苡仁
   - B. 杏仁、白蔻仁、薏苡仁
   - C. 杏仁、草蔻仁、益智仁
   - D. 杏仁、益智仁、白蔻仁
   - E. 杏仁、薏苡仁、草蔻仁

6. 八正散中具有清热泻火作用的药物是（　　　）
   A. 大黄、黄柏　　　　　　　B. 大黄、栀子
   C. 龙胆草、黄芩　　　　　　D. 大黄、黄连
   E. 栀子、龙胆草

7. 真武汤组成中不包含的药物是（　　　）
   A. 茯苓　　　　　　　　　　B. 泽泻
   C. 芍药　　　　　　　　　　D. 附子
   E. 生姜

8. 独活寄生汤中具有补肝肾作用的药物是（　　　）
   A. 枸杞、桑寄生、杜仲
   B. 牛膝、桑寄生、杜仲
   C. 续断、牛膝、杜仲
   D. 续断、桑寄生、枸杞
   E. 以上都不是

9. 平胃散的功用是（　　　）
   A. 燥湿运脾，益气和中
   B. 解表化湿，理气和中
   C. 行气化湿，和胃止呕
   D. 燥湿运脾，行气和胃
   E. 以上都不是

10. 藿香正气散的功用是（　　　）
    A. 解表化湿，理气和中
    B. 燥湿运脾，行气和胃
    C. 宣畅气机，清利湿热
    D. 利湿化浊，清热解毒
    E. 以上都不是

11. 三仁汤的功用是 （   ）

    A. 清热利湿，升清降浊

    B. 宣畅气机，清利湿热

    C. 清热化湿，理气中和

    D. 利湿化浊，清热解毒

    E. 以上都不是

12. 五苓散的功用是 （   ）

    A. 益气祛风，健脾利水

    B. 温化痰饮，健脾利湿

    C. 利湿消肿，理气健脾

    D. 利水渗湿，温阳化气

    E. 以上均不是

13. 真武汤的功用是 （   ）

    A. 温阳祛湿   B. 利水渗湿

    C. 温阳利水   D. 祛寒化湿

    E. 温化寒饮

14. 具有温阳健脾、行气利水功用的方剂是 （   ）

    A. 真武汤   B. 苓桂术甘汤

    C. 五苓散   D. 实脾散

    E. 防己黄芪汤

15. 平胃散主治病证的临床表现不包括 （   ）

    A. 脘腹胀痛   B. 嗳腐吞酸

    C. 小便不利   D. 呕吐恶心

    E. 肢体沉重

16. 下列哪一项不属于茵陈蒿汤的主治证候 （   ）

    A. 小便不利

B. 脘腹疼痛

C. 口中渴

D. 一身面目俱黄，黄色鲜明

E. 舌苔黄腻，脉沉数

17. 被称为"治湿热黄疸之第一要方"的方剂是（　　）

    A. 栀子柏皮汤   B. 茵陈五苓散

    C. 茵陈蒿汤   D. 甘露消毒丹

    E. 以上都不是

18. 下列哪一项不属于三仁汤的主治证候（　　）

    A. 肢酸咽肿   B. 身重疼痛

    C. 头痛恶寒   D. 面色淡黄

    E. 午后身热

19. 治疗脾肾阳虚，水气内停的代表方剂是（　　）

    A. 真武汤   B. 苓桂术甘汤

    C. 五苓散   D. 猪苓汤

    E. 五皮饮

20. 患者腰膝冷痛，肢节屈伸不利，麻木不仁，畏寒喜温，心悸气短，舌淡苔白，脉细弱，治宜选用（　　）

    A. 蠲痹汤   B. 独活寄生汤

    C. 小活络丹   D. 羌活胜湿汤

    E. 三痹汤

21. 藿香正气散主治证病机是（　　）

    A. 外感风湿，内伤湿滞

    B. 外感风寒，内伤湿滞

    C. 外感暑温，内伤湿滞

D. 外感风热，内伤湿滞

E. 以上都不是

22. 茵陈蒿汤适用于黄疸病，当属（　　　）

　　A. 湿热俱盛　　　　　　　B. 寒湿俱盛

　　C. 湿重于热　　　　　　　D. 热重于湿

　　E. 以上都不是

二、填空题

1. 化湿和胃的代表方是_____。

2. 平胃散主治_____证，证治要点为_____。

3. 平胃散的功用是_____。

4. 平胃散以_____为君，其作用为_____。

5. 藿香正气散的功用是_____。

6. 病者一身面目俱黄，黄色鲜明，腹微满，口中渴，小便短赤，舌苔黄腻，脉沉数，应选用_____。

7. 八正散的功用是_____，主治_____。

8. 三仁汤中之"三仁"是_____。

9. 三仁汤之功用是_____。

10. 五苓散的功用是_____。

11. 防己黄芪汤的功用是_____。

12. 苓桂术甘汤的功用是_____。

13. 实脾散的功用是_____。

14. 真武汤和实脾散两方的功用均能 ＿＿＿＿＿＿＿＿＿＿
＿＿＿＿＿＿＿＿＿＿＿＿＿＿。

三、简答题

1. 祛湿剂的分类及代表方分别是什么？

2. 平胃散的主治病证及临床表现有哪些？

3. 简述大黄在茵陈蒿汤中的作用与配伍意义。

4. "治湿不利小便，非其治也"的意义是什么？

5. 真武汤与实脾散在功用、主治方面有何异同？

四、病案分析（要求：进行病机分析，作出诊断，确立治法、处方）

1. 患者李某，男，22 岁。上吐下泻一日，恶寒发热，头痛，脘腹疼痛，舌苔白腻，脉浮而濡。

　　　　段富津．方剂学．上海：上海中医药大学出版社．1999

2. 患者陈某，男，45 岁，农民。一身面目俱黄二日，黄色鲜明，小便短赤，腹部微满，舌苔黄腻，脉沉数。

　　　　段富津．方剂学．上海：上海中医药大学出版社．1999

3. 某男，50 岁。面色苍白，尿急，小便困难呈点滴状，尿道灼痛已有两天，今晨小便不通，尿急，下腹胀痛难忍，大便干结，舌质红，苔白厚，脉弦滑。外科诊断为前列腺肥大合并感染。

　　　　连建伟．方剂学．北京：科学出版社，2007

第二十二章　祛痰剂

【教学目的与要求】

1. 熟悉祛痰剂的概念、适用范围、分类及使用注意。

2. 掌握二陈汤、温胆汤、清气化痰丸、半夏白术天麻汤。

3. 熟悉贝母瓜蒌散。

概述

1. 概念：以祛痰药为主组成，具有消除痰饮作用，治疗各种痰病的方剂，统称为祛痰剂。

2. 分类及代表方

（1）燥湿化痰剂：代表方如二陈汤。

（2）清热化痰剂：代表方如清气化痰丸。

（3）润燥化痰剂：代表方如贝母瓜蒌散。

（4）温化寒痰剂：代表方如苓甘五味姜辛汤。

（5）治风化痰剂：代表方如半夏白术天麻汤。

3. 使用注意

（1）辨别痰病的性质。

（2）痰由湿生，湿责之于脾，所以治痰剂中常配伍健脾祛湿之品。

（3）治痰剂中常配伍理气药。

（4）对于痰流经络、肌腠而为瘰疬、痰核者，常结合软坚散结之法。

（5）有咳血倾向者，不宜用燥烈之剂，以免引起大量咯血；表邪未解或痰多者，慎用滋润之品，以防壅滞留邪。

第一节 燥湿化痰剂

二陈汤
《太平惠民和剂局方》

二陈汤用半夏陈，苓草梅姜一并存，
燥湿祛痰兼理气，湿痰为患基础方。

【组成】半夏汤洗七次　橘红各五两（15g）　白茯苓三两（9g）　甘草炙（4.5g）　生姜七片　乌梅一个　（原方用法中有生姜七片，乌梅一个）

【功用】燥湿化痰，理气和中。

【主治】湿痰证。

（1）病机：脾失健运，湿无以化，湿聚成痰，郁积而成。

（2）辨证要点：咳嗽，呕恶，痰多色白易咯，舌苔白腻，脉滑。

【方解】

君　半夏——燥湿化痰，降逆和胃，消痞除满

臣　橘红——理气行滞，燥湿化痰

佐　茯苓——渗湿健脾，渗湿以助化痰之力，健脾以
　　　　　　杜生痰之源

　　生姜——既助半夏、陈皮化痰降逆，又制半夏
　　　　　　之毒

　　乌梅——收敛肺气，与半夏相伍，散中有收，使

　　　　祛痰而不伤正

　使　炙甘草——调和诸药

【重点】

1. "二陈"指：橘红、半夏，半夏、橘红用量偏重，宜放陈久使用为佳，使其温不燥烈，行不峻消。

2. 配伍要点：本方半夏、茯苓、陈皮配伍，构成了治痰的基本用药结构，半夏燥湿化痰以祛已生之痰，茯苓渗湿健脾以杜生痰之源；祛湿化痰之中配以陈皮理气之品，使气顺则痰消，体现了"治痰先治气"的治疗原则。

3. 使用注意：因本方性偏温，故燥痰者慎用；吐血、消渴、阴虚、血虚者忌用本方。

【难点】

1. 本方为何是治湿痰咳嗽的主方？

2. 本方为何称为二陈汤？

温胆汤

《三因极一病证方论》

　　温胆夏茹枳陈助，佐以茯草姜枣煮，

　　理气化痰利胆胃，胆郁痰扰诸证除。

【组成】半夏汤洗七次　竹茹　枳实麸炒，去瓤，各二两（各6g）　陈皮三两（9g）　炙甘草一两（3g）　茯苓一两半（4.5g）　（原方用法中有生姜五片，大枣一枚）

【功用】理气化痰，清胆和胃。

【主治】胆郁痰扰证。

（1）病机：胆胃不和，痰热内扰所致。

（2）辨证要点：虚烦不眠，眩悸呕恶，苔白腻微黄，脉弦滑。

【方解】

君　半夏——燥湿化痰，和胃止呕

臣　竹茹——清胆和胃，清热化痰，除烦止呕

佐　陈皮——理气行滞，燥湿化痰

　　枳实——降气导滞，消痰除痞

　　茯苓——健脾渗湿，以杜生痰之源

　　生姜、大枣——和中培土，使湿无以留聚

使　炙甘草——益气和中，调和诸药

【重点】

1. 本方为治疗胆胃不和，痰热内扰所致不眠、惊悸、呕吐，以及眩晕、癫痫等的常用方。

2. 使用原则：痰湿为主，热不宜重。

3. 配伍要点：本方化痰与理气并用，气顺则痰消；清胆与和胃兼顾，清热而胃不伤。

【难点】

1. 本方治疗为何以湿痰为主，热轻为宜？

2. 何谓温胆？

第二节　清热化痰剂

清气化痰丸

《医方考》

清气化痰胆星蒌，夏芩杏陈枳实投，

茯苓姜汁糊丸服，气顺火清痰热疗。

【组成】陈皮去白　杏仁去皮尖　枳实麸炒　黄芩酒炒　瓜蒌仁去油　茯苓各一两（各6g）　胆南星　制半夏各一两半（各9g）（原方用法中有姜片）

【功用】清热化痰，理气止咳。

【主治】痰热咳嗽。

（1）病机：痰阻气滞，气郁化火，痰热互结。

（2）辨证要点：咯痰黄稠，胸膈痞闷，舌红苔黄腻，脉滑数。

【方解】

君　胆南星——清热豁痰

臣　瓜蒌仁——清热化痰

　　黄芩——清泻肺火

　　制半夏——化痰散结，降逆止呕

佐　杏仁——降利肺气以宣上

　　陈皮——理气化痰以畅中

　　枳实——破气化痰以宽胸

　　茯苓——健脾渗湿，以杜生痰之源

使　姜汁——制半夏之毒，助祛痰降逆

【重点】

1. 本方是治疗痰热咳嗽的常用方。

2. 本方为二陈汤去甘草、乌梅，加胆南星、瓜蒌仁、黄芩、杏仁、枳实而成。

3. 配伍要点：化痰与清热并重，且于清化之中佐以降气理肺之品，使热清火降，气顺痰消。

【难点】

1. 清气化痰丸主治痰热证，为何配伍温燥之半夏？

2. 论述陈皮、半夏在清气化痰丸中的配伍意义？其姜汁为丸的意义是什么？

第三节　治风化痰剂

半夏白术天麻汤
《医学心悟》

半夏白术天麻汤，苓草橘红枣生姜，

眩晕头痛风痰胜，化痰息风复正常。

【组成】半夏一钱五分（9g）　天麻　茯苓　橘红各一钱（各6g）　白术三钱（18g）　甘草五分（3g）　（原方用法中有生姜一片，大枣二枚）

【功用】化痰息风，健脾祛湿。

【主治】风痰上扰证。

（1）病机：脾虚生湿，湿聚成痰，引动肝风，肝风夹湿痰上扰清窍所致。

（2）辨证要点：眩晕头痛，舌苔白腻，脉弦滑。

【方解】

君　半夏——燥湿化痰，降逆止呕

　　天麻——平肝息风，止眩晕

臣　白术——健脾燥湿

　　茯苓——健脾渗湿，以治生痰之本

佐　陈皮——理气化痰，使气顺痰消

使　甘草——调药和中

　　姜、枣——调和脾胃

【重点】

1. 本方为治风痰眩晕、头痛的常用方。

2. 方中半夏、天麻配伍，长于化痰息风，构成治疗风痰眩晕头痛之要药。

3. 配伍要点：风痰并治，标本兼顾，以化痰息风治标为主，健脾祛湿治本为辅。

4. 使用注意：阴虚阳亢，气血不足所致之眩晕不宜使用。

【难点】

半夏白术天麻汤主治何证？病机有何特点？方中半夏、天麻配伍有何意义？

【小结】

表 22 - 1　祛痰剂方比较

方名	相同点	不同点
二陈汤		燥湿化痰，理气和中。治疗湿痰证
温胆汤	化痰，用于痰证	理气化痰，清胆和胃。主治胆胃不和，痰热内扰证
清气化痰丸		清热化痰，理气止咳。主治痰热咳嗽
贝母瓜蒌散		润肺清热，理气化痰。主治燥痰咳嗽
半夏白术天麻汤		化痰息风，健脾祛湿。主治风痰上扰证

复习思考题

一、单项选择题

1. "治痰不理脾胃，非其治也"的理论依据是（　　　）

  A. 脾主统血　　　　　　　B. 脾主运化

  C. 脾为后天之本　　　　　D. 脾为生痰之源

  E. 脾主升清

2. 治痰剂中常配伍的药物是（　　　）

  A. 理气药　　　　　　　　B. 清热药

  C. 温里药　　　　　　　　D. 平肝药

  E. 化湿药

3. 治湿痰证之基础方是（　　　）

  A. 温胆汤　　　　　　　　B. 清气化痰丸

  C. 贝母瓜蒌散　　　　　　D. 半夏白术天麻汤

  E. 二陈汤

4. 症见痰多色白易咯，胸膈痞闷，恶心呕吐，肢体倦
  怠，或头眩心悸，舌苔白润，脉滑者。治宜选用
  （　　　）

  A. 茯苓丸　　　　　　　　B. 温胆汤

  C. 小陷胸汤　　　　　　　D. 二陈汤

  E. 苓甘五味姜辛汤

5. 二陈汤中的君药是（　　　）

  A. 橘红　　　　　　　　　B. 半夏

  C. 茯苓　　　　　　　　　D. 乌梅

  E. 炙甘草

6. 胆怯易惊，虚烦不宁，失眠多梦，呕吐呃逆，癫痫
  等。治宜选用（　　　）

  A. 温胆汤　　　　　　　　B. 清气化痰丸

  C. 定痫丸　　　　　　　　D. 酸枣仁汤

  E. 滚痰丸

7. 温胆汤之功用是 （　　　）

    A. 燥湿行气，软坚化痰

    B. 燥湿化痰，理气和中

    C. 理气化痰，清胆和胃

    D. 清热化痰，宽胸散结

    E. 温肺化痰，宽胸散结

8. 温胆汤主治证之病机是 （　　　）

    A. 火热犯肺，灼津为痰

    B. 邪热内陷，痰热结胸

    C. 脾湿生痰，风痰上扰

    D. 胆胃不和，痰热内扰

    E. 阳虚阴盛，水饮内停

9. 温胆汤之君药是 （　　　）

    A. 橘皮   B. 竹茹

    C. 枳实   D. 半夏

    E. 茯苓

10. 治疗痰热咳嗽之代表方是 （　　　）

    A. 清气化痰丸   B. 温胆汤

    C. 二陈汤   D. 贝母瓜蒌散

    E. 滚痰丸

11. 症见痰稠色黄，咯之不爽，胸膈痞闷，甚则气急呕恶，舌质红，苔黄腻，脉滑数者。治宜选用 （　　　）

    A. 滚痰丸   B. 半夏白术天麻汤

    C. 清气化痰丸   D. 温胆汤

    E. 苓甘五味姜辛汤

12. 清气化痰丸之功用是（　　　）
  A. 清热化痰，宽胸散结
  B. 清热化痰，理气止咳
  C. 荡涤实热，攻逐顽痰
  D. 理气化痰，清胆和胃
  E. 和解少阳，清化痰热

13. 清气化痰丸之君药是（　　　）
  A. 陈皮　　　　　　　　B. 杏仁
  C. 枳实　　　　　　　　D. 黄芩
  E. 胆南星

14. 清气化痰丸之主治证是（　　　）
  A. 湿痰咳嗽证　　　　　B. 燥痰咳嗽证
  C. 热痰咳嗽证　　　　　D. 寒痰咳嗽证
  E. 风痰上扰证

15. 半夏白术天麻汤之功用是（　　　）
  A. 润肺清热，理气化痰
  B. 燥湿化痰，平肝息风
  C. 燥湿化痰，理气和中
  D. 燥湿行气，软坚化痰
  E. 燥湿健脾，软坚化痰

16. 半夏白术天麻汤的主治证是（　　　）
  A. 燥痰咳嗽证　　　　　B. 湿痰咳嗽证
  C. 风痰上扰证　　　　　D. 寒痰咳嗽证
  E. 热痰咳嗽证

17. 证见眩晕头痛，胸闷呕恶，舌苔白腻，脉弦滑等，
  治宜选用（　　　）

A. 二陈汤　　　　　　　B. 半夏白术天麻汤

C. 平胃散　　　　　　　D. 大定风珠

E. 镇肝熄风汤

18. 半夏白术天麻汤主治证的病机是（　　　）

A. 阳虚阴盛，水饮内停

B. 实热老痰，上蒙清窍

C. 邪热内陷，痰热结胸

D. 胆胃不和，痰热内扰

E. 脾湿生痰，风痰上扰

二、填空题

1. 二陈汤中半夏、橘红以_____为佳，故方以"二陈"命名。

2. 二陈汤是治湿痰之_____方。

3. 二陈汤中用少许乌梅_____肺气，与半夏相伍，_____，使祛痰而不伤正，并有_____之意。

4. 温胆汤中佐以枳实、橘红理气化痰，使_____。

5. 温胆汤用竹茹为臣，_____，止呕除烦。

6. 清气化痰丸为治_____的常用方剂。

7. 清气化痰丸系_____加减化裁而成。

8. 清气化痰丸以咳嗽，_____，苔黄腻，脉数为证治要点。

9. 半夏白术天麻汤系由_____加味而成。

10. 半夏白术天麻汤为_____而设，以眩晕呕恶，舌苔白腻为证治要点。

三、问答题

1. 二陈汤的方名是什么意思？方中陈皮、半夏相伍有何意义？为什么用酸敛之乌梅？

2. 祛痰剂中为何常配以理气药？

3. 你是怎样理解"善治痰者，治其生痰之源"这句话的？

4. 何谓"肺为贮痰之器"？

5. 何谓祛痰剂？

6. 何谓热痰证？

7. 痰与饮的关系如何？

8. 何谓润燥化痰剂？

四、论述题

1. 祛痰剂、理血剂、祛湿剂、消食剂中为何常配理气药？

2. 你是怎样理解张景岳所说"善治痰者，惟能使之不生，方是补天之手"这句话的？

五、病案分析（要求：进行病机分析，作出诊断，确立治法、处方）

患者，男，35岁。夜难安眠已久，乱梦纷纭，睡后易惊，每晚非服安眠药不能入睡，易于烦躁，纳食乏味，食后则脘腹胀满不适，口干不欲饮水，舌苔微黄，脉滑略数，曾服酸枣仁汤一周，未获显效。

第二十三章　消食剂

【教学目的与要求】

1. 熟悉消食剂的概念、适用范围、分类及使用注意。
2. 掌握保和丸、健脾丸。
3. 熟悉枳实导滞丸。

概述

1. 概念：凡以消食药为主组成，具有消食运脾、化积导滞等作用，主治各种食积证的方剂，统称消食剂。

2. 分类及代表方

（1）消食化滞剂：代表方如保和丸。

（2）健脾消食剂：代表方如健脾丸。

3. 使用注意

（1）消食剂虽较泻下剂缓和，但毕竟属克削或攻伐之剂，应中病即止，不宜长期服用。若过用攻伐之剂，则正气更易受损，而病反不除。

（2）多用丸剂，取其渐消缓散之意。

（3）纯虚无实者禁用。

第一节　消食化滞剂

保和丸
《丹溪心法》

保和神曲与山楂，苓夏陈翘莱子加，

炊饼为丸白汤下，消食和胃效堪夸。

【组成】山楂六两（180g）　神曲二两（60g）　半夏三两（90g）　茯苓三两（90g）　陈皮一两（30g）　连翘一两（30g）　莱菔子一两（30g）

【功用】消食和胃。

【主治】食滞胃脘证。

（1）病机：饮食不节，食积内停，阻滞气机，脾胃升降失常。

（2）辨证要点：脘腹胀满，嗳腐厌食，舌苔厚腻，脉滑。

【方解】

君　山楂——消一切饮食积滞，尤善消肉食油腻之积

臣　神曲——消食健胃，长于化酒食陈腐之积

　　莱菔子——下气消食除胀，长于消谷面之积

佐　连翘——清热散结

　　半夏、陈皮——理气化湿，和胃止呕

　　茯苓——健脾利湿，和中止泻

【重点】

1. 配伍特点：本方以消食药祛除食积治本为主，辅以行气、化湿、清热之品兼治其标，使食积得化，胃气因和，

标本兼顾。

2. 剂型特点：炊饼为丸，药性平稳，药力缓和，故名"保和"。

3. 使用注意：本方属攻伐治标之剂，故不宜久服。

【难点】

饮食停滞，既易生湿，为何不用苍术、白术？

第二节　健脾消食剂

健脾丸
《证治准绳》

健脾参术苓草陈，肉蔻香连合砂仁，

楂肉山药曲麦炒，消补兼施不伤正。

【组成】白术炒，二两半（15g）　木香另研　黄连酒炒　甘草各七钱半（各6g）　白茯苓去皮，二两（10g）人参一两五钱（9g）　神曲炒　陈皮　砂仁　麦芽炒　山楂取肉　山药　肉豆蔻面裹，纸包槌去油，各一两（各6g）

【功用】健脾和胃，消食止泻。

【主治】脾虚食积证。

（1）病机：脾虚胃弱，运化失常，食积停滞，郁而生热。

（2）辨证要点：食少难消，脘腹痞闷，大便溏薄，苔腻微黄，脉虚弱。

【方解】

君　人参、炒白术、白茯苓——补气健脾运湿以止泻

臣　山楂、神曲、麦芽——消食和胃，除已停之积

佐　木香、砂仁、陈皮——理气开胃，醒脾化湿

肉豆蔻、山药——健脾止泻

黄连——清热燥湿，清解食积所化之热

使 炙甘草——补中和药

【重点】

1. 配伍特点：本方补气健脾药与消食行气药同用，为消补兼施之剂，且补而不滞，消不伤正，且方中含有涩肠止泻药，补中寓涩。

2. 配伍规律：方中含四君子汤及山药等益气健脾之品居多，故补重于消，食消脾自健，故方名"健脾"。

3. 使用注意：本方为消补兼施之剂，食积内停，脾胃不虚之实证不宜使用。

【难点】

健脾丸配伍特点如何？

【小结】

表 23 - 1 消食剂方比较

方名	相同点	不同点
保和丸	主治食积内停证	消食化积的通用方，主治一切食积之常用方
枳实导滞丸		适用于湿热食积内阻肠胃之证，攻补兼施，以攻为主
健脾丸		适用于脾虚食积之证，消补兼施，以补为主

复习思考题

一、单项选择题

1. 消食化滞剂与泻下剂均有消除体内有形实邪的作

用，但前者适用于（　　）

A. 病势较缓，病程长者

B. 病势较急，病程短者

C. 热结里实者

D. 蓄血留瘀者

E. 以上都不是

2. 保和丸的组成中不包含的药物是（　　）

  A. 连翘、神曲   B. 枳壳、麦芽

  C. 山楂、莱菔子   D. 陈皮、半夏

  E. 茯苓

3. 枳实导滞丸的组成中不包含的药物是（　　）

  A. 泽泻、茯苓   B. 白术、神曲

  C. 黄芩、黄连   D. 山楂、麦芽

  E. 大黄、枳实

4. 木香槟榔丸与枳实导滞丸共有的药物是（　　）

  A. 大黄、黄芩   B. 大黄、黄连

  C. 大黄、黄柏   D. 大黄、枳实

  E. 大黄、槟榔

5. 木香槟榔丸中具有疏肝解郁，破血中之气作用的药物是（　　）

  A. 木香、枳壳   B. 青皮、陈皮

  C. 香附、莪术   D. 郁金、川芎

  E. 以上都不是

6. 下列哪首方剂包含有四君子汤的药物组成（　　）

  A. 健脾丸   B. 保和丸

  C. 木香槟榔丸   D. 肥儿丸

E. 枳实导滞丸

7. 下列哪首方剂不属于消补兼施之剂（　　　）

A. 枳实消痞丸　　　　　B. 枳术丸

C. 健脾丸　　　　　　　D. 枳术汤

E. 保和丸

8. 具有行气消痞，健脾和胃功用的方剂是（　　　）

A. 枳实消痞丸　　　　　B. 半夏泻心汤

C. 健脾丸　　　　　　　D. 枳术丸

E. 木香槟榔丸

9. 枳实导滞丸主治之证的病因病机是（　　　）

A. 脾气虚弱，食积内停

B. 肝脾不和，气滞食积

C. 脾胃气滞，食积内停

D. 湿热食滞，内阻肠胃

E. 以上都不是

二、填空题

1. 消食剂属于"八法"中的_____。

2. 消食剂分为_____和_____
两类。

3. 保和丸中三味消食药是_____、_____、
_____。

4. 消食剂中药物组成含四君子汤的方剂是_____。

5. 患者脾胃虚弱，食少难消，脘腹痞闷，大便溏薄，
倦怠乏力，苔腻微黄，脉虚弱，宜用_____治疗。

三、简答题

消食剂和泻下剂均能攻积导滞，二者应如何区别运用？

四、病案分析（要求：进行病机分析，作出诊断，确立治法、处方）

患者，男，50岁，常感脘腹痞闷，食少而难消，大便溏薄，倦怠乏力，苔腻微黄，脉虚弱。

第二十四章　驱虫剂

【教学目的与要求】

1. 了解驱虫剂的概念、适用范围及使用注意。
2. 掌握乌梅丸。

概述

1. 概念：凡以驱虫药物为主组成，具有驱虫、杀虫或安蛔等作用，用以治疗人体寄生虫病的方剂，统称驱虫剂。

2. 使用注意

（1）服用驱虫剂，应忌食油腻，空腹服用，必要时与泻下剂同用。

（2）驱虫剂多含有有毒之品，应用时注意剂量及服药间隔时间，连续服用易致蓄积中毒。

（3）驱虫剂多由攻伐之品组成，脾胃素亏，年老体弱，孕妇慎用或禁用。

（4）服用驱虫剂后，适当调理脾胃，以固后天之本。

乌梅丸

《伤寒论》

乌梅丸用细辛桂，黄连黄柏及当归，
人参椒姜加附子，温肠清热又安蛔。

【组成】乌梅三百枚（30g）　细辛六两（3g）　干姜十两（9g）　黄连十六两（9g）　当归四两（6g）　附子炮，去皮，六两（6g）　蜀椒炒香，四两（5g）　桂枝六两（6g）　人参六两（6g）　黄柏六两（6g）

【功用】温脏安蛔。

【主治】

1. 脏寒蛔厥证

（1）病机：素有蛔虫，复由肠寒胃热、蛔虫上扰所致。

（2）辨证要点：腹痛阵作，烦闷呕吐，常自吐蛔，手足厥冷。

2. 久泻久痢属寒热错杂，正气虚弱者

（1）病机：脾胃虚寒，肠滑失禁，气血不足，湿热积滞未去。

（2）辨证要点：久泻久痢，滑脱不禁。

【方解】

君　乌梅——酸能安蛔而止痛

臣　蜀椒、细辛——辛可伏蛔，温可祛寒
　　黄连、黄柏——苦能下蛔，寒能清热

佐　炮附子、桂枝、干姜——温脏祛寒，兼可伏蛔
　　人参、当归——补养气血，合桂枝以养血通脉

使　蜂蜜——甘缓和中

【重点】

1. 主要配伍：本方重用乌梅，原方乌梅用到三百枚，并用苦酒浸泡一宿，取其酸能安蛔之性，使蛔静则痛止。

2. 配伍要点：一为酸、苦、辛并进，使"蛔得酸则静，得辛则伏，得苦则下"；二为寒热并用，邪正兼顾，扶

正祛邪。

3. 使用注意： 蛔虫病发作之时，可先用本方安蛔，再行驱虫。

【难点】

乌梅丸又主"久痢"，试从方中药物组成方面分析之。

复习思考题

一、单项选择题

1. 乌梅丸组成中不包含的药物是（　　）

    A. 人参、附子   B. 干姜、细辛

    C. 使君子、槟榔   D. 黄连、当归

    E. 桂枝、黄柏

2. 化虫丸组成中不包含的药物是（　　）

    A. 使君子   B. 槟榔

    C. 苦楝根皮   D. 鹤虱

    E. 白矾

3. 连梅安蛔汤的功效是（　　）

    A. 温脏安蛔   B. 驱虫消疳

    C. 清热安蛔   D. 杀虫消积

    E. 以上都不是

4. 下列哪一项不属于乌梅丸的主治证候（　　）

    A. 腹痛时发时止   B. 心烦呕吐

    C. 心下痞满   D. 食入吐蛔

    E. 手足厥冷

5. 主治肠中诸虫。症见发作时腹中疼痛，往来上下，其痛甚剧，呕吐清水，或吐蛔虫者，治宜选用（　　）

    A. 化虫丸   B. 肥儿丸

    C. 乌梅丸   D. 理中安蛔汤

    E. 连梅安蛔汤

二、填空题

1. 乌梅丸的功效是 _____ 。

2. 乌梅丸中用量最大的药物是 _____ 。

三、简答题

简述黄连、黄柏在乌梅丸中的作用。

四、病案分析（要求作出中医诊断，确立治法、处方，并分析方义）

    董某，女，工人，腹痛、腹泻 3 个月，患者于 3 个月前曾发热，腹泻，泻出黏液脓血便，伴里急后重，诊断为急性细菌性痢疾，服抗生素治疗 4 天，症状消失而停药。4 天后又泻出黏液便，改服中药 5 剂好转。但 5～6 天后又复下痢，此后大便日 2～3 次，质溏不爽，常带黏液，食欲不振，常呕恶，腹部隐隐胀痛，口干欲饮，四肢冷，舌质淡，脉弦细。

附录 复习思考题参考答案

总 论

一、单项选择题

1. D 2. C 3. C 4. D 5. B 6. C 7. E 8. C 9. A
10. E 11. A 12. D 13. A 14. A 15. A

二、问答题

1. 试述方剂学的含义及其在中医学中的地位。

答：方剂学是研究和阐明方剂的组方原理、方剂的配伍规律，以及临床应用为目的的一门学科。

方剂学是理、法、方、药的一个重要组成部分，而理、法、方、药是辨证论治的具体体现。因此，也可以说方剂学是辨证论治的重要组成部分之一。

方剂学是临床诊治疾病的重要手段，临床各科用药治病，都要运用方剂的配伍规律，所以说方剂学是架于中医基础与临床各科之间的一门桥梁学科。

2. 详细阐明药物通过配伍组成方剂后有何优点。

答：第一，增强疗效。此即"药有个性之特长，方有合群之妙用"之意，多味药配合使用所产生的协同作用大大超过单味药物的作用。

第二，监制药物的毒性或烈性。所谓"药有益即有害，方有利而无弊"就是此含义。

第三，随证合药，全面兼顾，故有"药之功力有限，治疗范围狭小；方则制裁随心，应临证无穷之变"之说。

第四，控制多功能单味中药的作用趋向，使药物治疗针对性加强。

第五，不产生抗药性。

3. 怎样组织新方？怎样运用成方？

答：组织一个新方，不是药物进行简单的堆砌的"用药无方"，而是要做到"有药有方"。临证应根据病情需要，在辨证立法的基础上，配伍适当的药物，规定必需的剂量，制成一定的剂型，按照一定的组方原则组合而成的。

古代成方经过千百年的临床实践，沿用至今，必有其疗效。但临床应用时，只有根据病情的变化、患者体质的强弱、年龄的大小、气候的差异，以及地区习惯等不同的实际情况，灵活地进行药味、药量、剂型的加减变化，才能切合病情的需要，做到药到病除。所谓"师其法而不泥其方"即指此意。

4. 举例说明佐药的含义。

答：第一，佐助药，即①配合君、臣药，以加强其治疗作用。如九味羌活汤中的细辛、川芎、白芷能助羌活、防风、苍术君、臣药发散风寒，故为佐助药。②或治疗次要兼证的药物。例如麻黄汤中的杏仁宣降肺气，助麻黄平喘，用治气喘的兼证；保和丸中的连翘清热而散结，用治食积化热之次要症状。两方中的杏仁、连翘，皆为佐助药。

第二，佐制药，即监制药物的毒烈之性。例如白虎汤中的甘草、粳米益胃护津，使大寒之石膏不致损伤脾胃；十枣汤中大枣益气护胃，缓和大戟、芫花、甘遂毒性和峻烈之性。两方中甘草、粳米、大枣均为佐制药。

第三，反佐药，即与君药性味或作用相反而又能在治疗中起相成作用的药物。例如左金丸中的吴茱萸为辛热之品，能监制黄连之过于寒凉，由于吴茱萸药性与君药黄连相反，故称反佐药。

5. 试述剂型、煎法、服法对方剂功效有何影响？举例说明之。

答：中药剂型种类很多，有汤、散、丸、膏、丹、酒、糖浆、片、冲服、注射剂等十余种。从古代剂型来说，汤剂，李东垣说"汤者荡也，去大病用之"，其特点为吸收快、易发挥疗效、便于加减使用；丸剂，李东垣说"丸者缓也，不能速夫之，其用药之舒缓而治之意也"，其特点为吸收缓慢、药力持久、体积小及服用、携带、贮存等都比较方便；散剂，李东垣说"散者散也，去急病用之"，其特点为吸收快，制作方便，便于服用携带，节约药材，不易变质。这三种剂型临床应用广泛，其中更以汤、丸剂型尤为多用。二者不同之点：汤剂多用于重病，急性病；丸剂多用于轻病、慢性病。如抵当汤与抵当丸二方，均治下焦蓄血证，汤剂主治小腹硬满，其人发狂；丸剂主治小腹硬满．而不见狂者。当然，目前随着现代剂型的发展，片剂、颗粒剂、注射剂在临床同样起到重要作用。

煎法对方剂效果的发挥有着不可估量的影响，徐灵胎《医学源流论》说："煎药之说，最宜深讲，药之效不效，全在乎此。"煎煮的药物，先宜浸湿润透，各种药性、火候亦各不相同。如解表、清热、气薄类药宜武火急煎，以免药性挥发，药效降低；厚味滋补药宜文火久煎，使药效尽出。某些药煎法特殊，更需注意，如先煎者有石决明、牡蛎、龙骨、龙齿、龟板、鳖甲、代赭石、生石膏、寒水石、磁石；后下者有薄荷、木香、砂仁、白豆蔻、沉香、青蒿、香薷；包煎者有赤石脂、灶心土、旋覆花；另炖者有人参、西洋参、鹿茸；烊化者有阿胶、龟板胶、鹿角胶、饴糖；泡服（冲服）者有藏红花、肉桂、番泻叶、胖大海；冲服者有珍珠粉、牛黄末、琥珀末、硼砂末、芒硝、田七末、鲜生地汁等。

　　服药是否合法，对方剂疗效也有一定的影响。服法包括服药时间和服药方法。服药时间一般来说，宜饭前服。对胃有刺激和上部疾病的药物宜饭后服，滋补药宜空腹服等。服药方法，一般每日 1 剂，每剂分 2 次服；病情重者，亦可不拘次数服，以增强疗效。

各　论

第七章　解表剂

一、单项选择题
1. B　2. A　3. D　4. B　5. B　6. B　7. B　8. C　9. A　10. B　11. D　12. C　13. E　14. C　15. A

二、填空题
1. 麻黄、石膏

2. 逆流挽舟

3. 3∶2

4. 疏风散邪、清热解毒、辟秽化浊

5. 收敛肺气

6. 汗之有无

7. 川芎

8. 桑叶

9. 荆芥、豆豉

10. 银翘散、麻杏甘石汤

三、简答题

1. 简述九味羌活汤中生地、黄芩的配伍意义。

答：配伍生地、黄芩，既可清泄里热，又可防诸辛温燥烈之品伤阴，属于佐药。

2. 简述麻杏石甘汤麻黄与石膏的配伍关系。

答：方中麻黄辛甘温，宣肺解表而平喘，石膏辛甘大寒，清泄肺胃之热以生津，两药相辅相成，既能宣肺，又能泄热，共为君药。石膏倍用于麻黄，不失于辛凉之剂，麻黄得石膏，则宣肺平喘而不助热，且石膏得麻黄，清解肺热而不凉遏，又是相制为用。

3. 简述败毒散中人参的配伍意义。

答：败毒散中人参属于佐药，小量用于方中，一是扶助正气以驱邪外出；二是散中有补，不致耗伤真元。此外还有调补正气以防重感之意。

4. 小青龙汤有何配伍特点？

答：小青龙汤的配伍特点是：①以麻黄、桂枝解散在表之风寒，配白芍酸寒敛阴，制麻桂而使散中有收；②以干姜、细辛、半夏温化在肺之痰饮，配五味子敛肺止咳，令开中有合，使之散不伤正，收不留邪。

四、病案分析题

病机分析（要点）：发热咳喘，由邪热壅肺所致。外邪入里，里热炽盛则高热，热壅于肺，肺失宣降则喘咳鼻扇热邪迫津外泄则汗出，小便短赤，大便热臭，唇红、舌红皆为热盛之体征，苔薄黄，脉浮数为表邪肺热兼夹之象。

辨证：邪热壅肺，肺失宣降。

治法：辛凉宣泄，清肺平喘。

处方：麻杏石甘汤加味。

麻黄 5g　生石膏先煎 15g　杏仁 6g　炙甘草 3g　车前草 6g　苇茎 9g　鱼腥草 9g

水煎服。

第八章　泻下剂

一、单项选择题

1. B　2. D　3. C　4. B　5. D　6. C　7. A　8. C　9. E

10. B　11. D　12. C　13. E　14. D　15. B

二、填空题

1. 附子、大黄

2. 饮停胸胁，上下泛滥

3. 利肺降气

4. 焦黄或焦黑

5. 厚朴

6. 寓通于补，寄降于升

7. 大黄、桃仁

8. 大承气汤

9. 先煎枳实、厚朴，后下大黄，芒硝冲服

10. 温脾汤

三、简答题

1. 简述大黄与附子在温脾汤中的配伍意义。

答：大黄泻下，攻逐积滞；附子温补脾阳，祛除寒邪。大黄性虽苦寒，但与辛热之附子相配，去性存用，而具有温下之功，攻逐寒积，共为君药。

2. 简要回答麻子仁丸的配伍特点。

答：重用麻子仁滋脾润肠，配伍大黄、枳实、厚朴泄热导滞，具有"攻润相合"的配伍特点。

3. 简述大枣在十枣汤中的作用。

答：用 10 枚大枣煎汤送服，取其益脾缓中，防止逐水伤及脾胃，并缓和诸药毒性，使邪去而不伤正。

四、病案分析题

病机分析（要点）：患伤寒后，经服药头疼骨痛已愈。眼下患者也无恶寒及脉浮的表现，提示表证已除；而身热、舌黑芒刺均为里热炽盛之象，提示邪气已全部入里化热，大便二十日未解更提示里热炽盛于阳明；烦躁、发狂、神昏皆为里热上扰心神之征；而四肢冰冷乃是邪热阻滞气机，阳气不能外达四末所致，是真热假寒之象；兼发赤斑，提示热邪已犯及血分，但程度尚轻。

辨证：邪热燥屎互结，阻滞大肠传导，扰乱心神，郁遏阳气。

治法：峻下热结。

处方：大承气汤加味。

大黄 12g　芒硝 9g　枳实 6g　厚朴 6g　丹皮 12g

第九章　和解剂

一、单项选择题

1. D　2. E　3. C　4. A　5. C　6. A　7. C　8. C　9. E
10. B　11. D　12. D　13. B　14. C　15. D　16. A

二、填空题

1. 扶正以祛邪，且益气以御邪内传

2. 四逆散

3. 寒热平调，散结除痞

4. 和解少阳剂　调和肝脾剂　调和寒热剂

5. 肝郁血虚脾弱证

6. 透达少阳半表之邪

7. 小柴胡汤　蒿芩清胆汤

8. 肝脾不和

9. 柴胡

10. 少阳湿热痰浊

三、简答题

1. 简述小柴胡汤的主治病证。

答：①伤寒少阳证；②妇人中风，热入血室；③疟疾、黄疸等病而见少阳证。

2. 半夏泻心汤的组方特点是什么？

答：寒热互用，苦辛并进，补泻兼施。

3. 和解剂共分几类？各举一代表方。

答：和解剂共分三类：和解少阳剂，代表方为小柴胡汤；调和肝脾剂，代表方为逍遥散；调和寒热剂，代表方为半夏泻心汤。

4. 小柴胡汤与蒿芩清胆汤在功效和主治方面有何异同点？

答：相同点：均有和解少阳功效，用于少阳病。不同点是：小柴胡汤和解中兼有益气扶正之功，主治少阳病兼里气不足者；蒿芩清胆汤和解中兼有清热利湿、理气化痰之效，主治少阳胆热偏重，兼有湿热痰浊者。

5. 半夏泻心汤为何以"泻心"命名？

答：所谓心下，实指胃脘而言。本方有解除胃脘痞满之功效，故以"泻心"命名。

四、病案分析题

辨证：肝郁血虚生热证。

治法：疏肝健脾，养血清热。

方药：逍遥散加味。

柴胡 15g　白芍 15g　当归 15g　白术 15g　茯苓 15g
甘草 10g　丹皮 15g　山栀 10g　烧姜 5g　薄荷 5g

第十章　清热剂

一、单项选择题

1. B　2. A　3. C　4. C　5. D　6. C　7. C　8. B　9. D
10. A　11. B　12. A　13. B　14. E　15. C　16. D
17. C　18. A　19. D　20. B

二、填空题

1. 清热　　泻火　　凉血　　　　解毒
2. 心经火热　　　　　清心利水养阴

3. 清泻肝胆实火，清利肝经湿热

4. 胃火炽盛证　　　　　清胃凉血

5. 普济消毒饮

6. 肺热喘咳证　　　　　泻肺清热，止咳平喘

7. 升麻　　　柴胡

8. 金银花　　连翘

9. 黄连

10. 青蒿鳖甲汤

11. 黄连解毒汤

12. 熟地黄　　　石膏　　　牛膝

13. 芍药　　　牡丹皮

三、简答题

1. 清热剂共分哪几类？并各举一代表方。

答：①清气分热剂：代表方如白虎汤、竹叶石膏汤等；②清营凉血剂：代表方如清营汤、犀角地黄汤等；③气血两清剂：代表方如清瘟败毒饮；④清热解毒剂：代表方如黄连解毒汤、仙方活命饮、普济消毒饮等；⑤清脏腑热剂：代表方如导赤散、龙胆泻肝汤、清胃散、玉女煎、芍药汤、白头翁汤、左金丸、泻白散等；⑥清虚热剂：代表方如青蒿鳖甲汤、清骨散、当归六黄汤等。

2. 龙胆泻肝汤中生地、当归的配伍意义是什么？

答：龙胆泻肝汤主治肝胆实火上炎或肝经湿热下注证。肝乃藏血之脏，体阴而用阳，实火伤之，阴血亦随之消耗，且方中诸药以苦燥渗利伤阴之品居多，故用当归、生地养血滋阴，使邪去而阴血不伤。

3. 芍药汤中肉桂的配伍意义何在？

答：芍药汤主治湿热痢疾，方中辛热之肉桂配入苦寒药中是为反佐，能入血分，既防黄连、黄芩苦寒伤中与冰伏湿遏，又助当归、芍药以行血。

4. 白虎汤的主治病证及其临床表现有哪些？

答：白虎汤主治阳明气分热盛证。症见：壮热面赤，烦渴引饮，汗出恶热，脉洪大有力。

5. 清胃散和玉女煎都可治疗牙痛，临床应如何区别使用？

答：在功用方面都可清胃热：但清胃散配伍生地、当归、丹皮、黄连、升麻，重在凉血；玉女煎配伍石膏、熟地、麦冬、知母、牛膝，重在滋阴。在主治方面：都可用于胃热牙痛，但清胃散偏于胃经炽热，循经上炎，引起胃及血分之牙痛、口气热臭、舌红苔黄之证；而玉女煎偏于胃火有余，肾阴不足之牙痛齿松，烦热干渴，舌红苔黄而干之证。

四、分析题

1. 辨证：阳明气分热盛证。

治法：清热生津。

处方：白虎汤加味。

生石膏 30g　知母 18g　甘草 6g　粳米 9g　黄芩　山栀各 6g　水煎服

方义分析：石膏辛甘大寒，清热不伤阴，知母滋阴清热，黄芩、山栀助石膏清热泻火，甘草、粳米益气和胃，防大寒之剂伤中。

2. 辨证：肝胆实火上炎。

治法：清泻肝胆实火。

处方：龙胆泻肝汤加味。

龙胆草6g 黄连6g 柴胡6g 生甘草6g 生地10g
黄芩10g 栀子10g 泽泻10g 当归3g 野菊花10g 决
明子6g 水煎服

方义分析：龙胆草、黄连、黄芩、栀子清泻肝胆实火；
当归、生地补血养肝；柴胡舒达肝气；泽泻通利水道，使
邪从下焦而去；野菊花、决明子清肝明目；生甘草调和诸
药，兼以泻火。

第十一章　温里剂

一、单项选择题

1. A　2. D　3. B　4. A　5. A　6. C　7. B　8. A　9. C
10. D　11. C　12. D　13. C　14. C　15. A　16. A
17. A

二、填空题

1. 温中补虚，和里缓急

2. 桂枝汤　芍药

3. 温中祛寒，补气健脾

4. 当归四逆汤

5. 四逆汤

6. 当归四逆汤

7. 温中祛寒剂　回阳救逆剂　温经散寒剂

8. 温通血脉

9. 熟地黄、鹿角胶

10. 干姜

三、简答题

1. 何谓"寒因寒用"的反佐之法？

答：病人若阴寒太盛或真寒假热，服温热药入口即吐者，此为格拒，可以佐苦寒或咸寒之品，或冷服，以免格拒不纳，此即"寒因寒用"反佐之法。

2. 理中丸主治病证及临床表现有哪些？

答：脾胃虚寒证。表现为脘腹疼痛，喜温欲按，自利不渴，畏寒肢冷，呕吐，不欲饮食，舌淡苔白，脉沉细；或阳虚失血，或小儿慢惊，或病后喜唾涎沫，或霍乱吐泻，以及胸痹等中焦虚寒所致者。

3. 小建中汤中配伍芍药、桂枝的作用是什么？

答：芍药养血柔肝，缓急止痛；桂枝温中散寒。

4. 阳和汤中配伍麻黄的意义是什么？

答：方中麻黄宣散肌肉寒邪。

5. 理中丸与小建中汤的证治机理、证治要点各是什么？

答：理中丸主要适用于脾胃虚寒，运化失司所致之证，除见吐、利、冷、痛之主症外，应以畏寒肢冷，舌淡苔白，脉沉迟或沉细为证治要点。

小建中汤以温中补虚缓急为主，并可调和阴阳，柔肝理脾。临床以腹痛，喜温喜按，心悸，发热，面色无华，舌淡红，脉沉细或细弦为证治要点。

四、病案分析题

辨证：脾虚泄泻。

治法：补中益土。

方药：理中汤。

人参三钱 炒白术三钱 黑干姜二钱五分 炙甘草二钱

第十二章 表里双解剂

一、单项选择题

1. B 2. A 3. E 4. C 5. B 6. C 7. E 8. C

二、填空题

1. 解表清里 表证未解、邪热入里之协热下利

2. 小柴胡汤 小承气汤

3. 风热壅盛，表里俱实

4. 汗 下 清 利

三、简答题

1. 大柴胡汤为什么重用生姜？

答：大柴胡汤主治少阳阳明合病证。因症见呕不止，故重用生姜降逆和胃止呕，且又可协柴胡解散半表之邪。如《医宗金鉴》所云："柴胡得生姜之倍，解半表之功捷。"

2. 运用表里双解剂的使用注意有哪些？

答：（1）表里双解剂适用于邪气在表，而里证又急之证。

（2）要辨别表证与里证的寒、热、虚、实属性。

（3）使用表里双解剂时，要分清表证与里证的轻重主次，权衡表药与里药的比例，以免造成太过或不及之弊。

四、病案分析

病机分析：患者腹泻如注，伴高热、气促、汗出、溲赤、脉数，当属热痢，此因表证未解，邪陷阳明所致。

辨证：协热下利。

治法：解表清里，表里同治。

处方：葛根黄芩黄连汤。

葛根 15g　黄芩 9g　黄连 9g　炙甘草 6g

第十三章　补益剂

一、单项选择题

1. C　2. D　3. A　4. E　5. B　6. C　7. A　8. B　9. A

10. E　11. A　12. A　13. D　14. B　15. C　16. D

17. B　18. E　19. D　20. A

二、填空题

1. 人参、白术、茯苓、炙甘草　　补气健脾

2. 四君子汤　　莲子、山药、扁豆、大枣、苡仁、桔梗、砂仁

3. 调畅气机　　开提肺气，载药上行

4. 黄芪　　补中气、固表气、升阳举陷

5. 防风、黄芪、白术　　益气固表止汗

6. 熟地　　滋补营血

7. 5∶1

8. 与补气养血药配伍，可补而不滞

9. 熟地　　填精益髓，滋补阴精

10. 生地黄　　滋阴养血

11. 温通心阳

12. 温助肾阳，鼓舞肾气

三、简答题

1. 补中益气汤中升麻、柴胡的配伍意义是什么？

答：加升麻、柴胡为佐使，升阳举陷，与人参、黄芪配伍，可升提下陷之中气。《本草纲目》云："升麻引阳明清气上行，柴胡引少阳清气上行，此乃禀赋虚弱，元气虚馁，及劳役饥饱，生冷内伤，脾胃引经最要药也。"

2. 归脾汤治疗心悸之主症、用药配伍特点，其与炙甘草所治的心动悸有何不同？

答：归脾汤和炙甘草汤均可补益气血，主治气血不足、心神失养之心悸。但炙甘草汤补益气血之功较著，且又重用地黄，配伍桂枝、生姜、酒等辛温通阳之品，不仅能补益气血，而且还可通阳复脉，故适用于气血两亏，阴虚阳弱，脉气不相顺接之心动悸、脉结代；归脾汤中参、芪与白术相伍，补脾益气力量较强，又配伍大队养心安神药物，可补心安神，故适用于心脾气血两虚，神失所养的心悸、失眠、健忘症。

3. 六味地黄丸主治何证，其立法与药物配伍有何特点？

答：六味地黄丸主治肾阴精不足证。症见腰膝酸软，头晕目眩，口燥咽干，舌红少苔，脉沉细。治宜滋补肾之阴精为主，兼以清降虚火。即王冰所谓："壮水之主，以制阳光。"方中"三补"配伍"三泻"，以补为主；肝、脾、肾三阴并补，以滋补肾之阴精为主。

四、病案分析

证型：气血阴阳皆虚。

治法：滋阴养血，益气温阳，复脉定悸。

处方：炙甘草汤加减。

炙甘草 25g　生晒参 20g　黄芪 30g

桂枝 15g　　麦冬 15g　　生地 30g

炒枣仁 30g　阿胶 10g（烊化）

当归 20g　　五味子 15g　生姜 10g

大枣 10g

服法：上药煮汤，日 1 剂，分二服，饭后半小时温服。

第十四章　固涩剂

一、单项选择题

1. E　2. D　3. B　4. C　5. B　6. B　7. B　8. D　9. A
10. C　11. C　12. A　13. D　14. B　15. D　16. E
17. B　18. D

二、填空题

1. 涩肠固脱、温补脾肾

2. 补骨脂、肉豆蔻、五味子、吴茱萸、大枣、生姜

3. 调补心肾，涩精止遗

4. 固肾涩肠，收敛止泻

5. 四神丸

6. 益气健脾，固冲止血

7. 肉豆蔻

8. 膀胱虚寒证

9. 心肾两虚证

10. 补肾涩精

11. 四神丸

12. 温肾祛寒，缩尿止遗

三、简答题

1. 试述真人养脏汤与四神丸的主要配伍及功用、主治病证有何异同？

答：真人养脏汤重用罂粟壳为君药，配肉豆蔻、诃子暖脾涩肠，更加人参、白术、肉桂等补脾温中之品，具有涩肠止泻，温中补虚之功，主治脾肾虚寒之久泻久痢，而偏于脾虚者；四神丸重用补骨脂为君药，以温肾为主，配吴茱萸、肉豆蔻、五味子以暖脾涩肠，合成温肾暖脾、固肠止泻之功，主治命门火衰之五更肾泄。

2. 归脾汤、固冲汤二方各治何种血崩？临床当如何区别使用？

答：归脾汤所治之血崩属心脾两虚证，临床当见有心悸怔忡，健忘失眠，气短乏力，舌淡，脉细弱等症；固冲汤主治之血崩为脾虚冲脉不固所致，临床当见有经量多、血色淡质稀，伴有心悸气短，腰膝酸软，舌淡，脉弱等症。

3. 四神丸、参苓白术散、痛泻要方均治泄泻，三方的临床证治有何异同？

答：四神丸、参苓白术散、痛泻要方均治泄泻。但四神丸温肾暖脾，固肠止泻；主治脾肾阳虚之肾泄，即五更泄泻。参苓白术散益气健脾，渗湿止泻；主治脾虚湿盛泄泻；症见饮食不化，胸脘痞闷，肠鸣泄泻，四肢乏力，形体消瘦，面色萎黄，舌淡苔白腻，脉虚缓。痛泻要方能补脾泻肝，抑木扶土；主治肝郁脾弱之痛泻，以肠鸣腹痛，痛必腹泻，泻后痛仍不解为主症。

4. 真人养脏汤、败毒散、葛根芩连汤、白头翁汤均治痢疾，功效与适应证有何区别？

答：真人养脏汤、败毒散、葛根芩连汤、白头翁汤均治痢疾。但真人养脏汤功在涩肠止泻、温中补虚，主治脾肾虚寒，大便失于固摄之滑脱病；败毒散"逆流挽舟"，解表止痢，使陷里之邪，还从表出而愈，适用于外邪陷里而成痢疾，多用于痢疾初起而兼有外感风寒湿邪者；葛根芩连汤解表清热止痢，尤能清胃肠之湿热，故风湿热为患的身热下痢，无论有无表证皆相适宜；白头翁汤清热解毒、凉血止痢，尤长于清解肠胃血分之热毒，故以热毒深陷血分的赤痢为宜；芍药汤调和气血、清热解毒止痢，兼以"通因通用"，适用湿热蓄积肠中，气机失调，症见赤白相兼、里急后重之腹痛下痢。

四、病案分析题

病机分析（要点）：该病先有失眠多梦，心神恍惚等心失所养证。近月来腰酸，且尿频遗泄，为肾虚不固，故辨其病证当为心肾两虚。

治法：调补心肾，涩精止遗。

处方：桑螵蛸散（加味）。

桑螵蛸20g　沙苑蒺藜20g　龙骨20g　人参15g　茯神20g　当归10g　龟甲20g　远志10g　菖蒲8g

方义：方中桑螵蛸、沙苑子共为君药，补肾固精止遗；臣以龟甲益阴潜阳，龙骨收敛固涩，并镇心安神；佐以人参、当归补气血以养心；茯神、菖蒲、远志养心安神，并交通心肾。诸药相伍，共奏调补心肾、涩精止遗之功。

第十五章　安神剂

一、单项选择题

1. A　2. C　3. C　4. D　5. B　6. D　7. A　8. C　9. C
10. A　11. D　12. E　13. B　14. B　15. D　16. B
17. D

二、填空题

1. 重镇安神、补养安神

2. 心火亢盛，阴血不足证

3. 酸枣仁汤

4. 脏躁

5. 生地黄

6. 心肝阳亢，热扰心神

7. 酸枣仁

8. 养血活血，补血防瘀

9. 酸枣仁

10. 阴虚血少，神志不安

三、简答题

1. 简述安神剂的分类、适应证及代表方剂。

答：安神剂分为重镇安神剂和滋养安神剂。

重镇安神剂适用于心肝阳亢，热扰心神证。症见心烦神乱，失眠多梦，惊悸怔忡，癫痫等。代表方剂有朱砂安神丸。

滋养安神剂适用于阴血不足，心神失养证。症见虚烦不眠，心悸怔忡，健忘多梦，舌红少苔等。代表方剂有天王补心丹、酸枣仁汤。

2. 试述酸枣仁汤与天王补心丹在主治、临床表现、主要配伍方面的异同点。

答：酸枣仁汤与天王补心丹均治疗阴血不足，虚烦内扰之心烦失眠。组方均以滋阴补血、养心安神为主，配以清虚热之品。

然前者重用酸枣仁养血安神，配知母清热除烦，更加调气疏肝之川芎，酸收辛散并用，具有养血调肝之妙，主治肝血不足所致之虚烦不眠，伴头目眩晕、脉弦细等；后者重用生地，并与二冬、玄参等滋阴清热药为伍，更与众多养血安神之品相配，主治心肾阴亏血少、虚火内扰所致之虚烦心悸，伴手足心热、口舌生疮、舌红少苔、脉细数。

3. 天王补心丹是否以生地黄为君？为什么？

答：天王补心丹的君药为生地。主要是因为天王补心丹所治证是由于心肾两亏，阴虚血少，虚火内扰所致。生地甘寒，具有滋阴清热养血之功，且用量独重，以其针对主证起主要治疗作用，故为君药。

四、病案分析题

辨证：由肝之阴血不足，虚热上扰所致之虚烦不眠证

治法：养肝宁心，清热除烦。

方药：酸枣仁汤。

酸枣仁 30g　柏子仁 20g　茯苓 10g　知母 15g　当归10g　枸杞子 10g　川芎 8g　甘草 5g

方义：方中重用酸枣仁，养血补肝，宁心安神。臣以柏子仁助君养心安神；知母清热滋阴除虚烦；茯苓宁心安

神；当归养血润燥；枸杞子滋阴养肝明目。佐用川芎，活血利气，疏解肝郁，与酸枣仁相伍，一酸收，一辛散，既补养肝阴，又调顺肝气，以相反相成。使以甘草和药缓急。诸药相合，共成养肝宁心、清心除烦之效。

第十六章　开窍剂

一、单项选择题

1. D　2. B　3. C　4. D　5. C　6. A　7. A　8. D　9. B
10. C　11. C　12. B　13. B　14. B　15. C

二、填空题

1. 凉开剂　　温开剂

2. 邪热内陷心包证

3. 清热解毒　　息风止痉　　化浊辟秽

4. 诃子

5. 寒闭证

6. 突然昏倒，不省人事，苔白，脉迟

7. 吃力伽丸

8. 安宫牛黄丸　　紫雪　　至宝丹

9. 丸　　　散

10. 温邪热毒内陷心包

三、简答题

1. 简述开窍剂的分类、适应证、代表方及注意哪些事项？

答：开窍剂分为凉开剂和温开剂。

凉开剂适用于温热邪毒内陷心包的热闭证。症见高热，神昏，谵语，甚或痉厥等。代表方剂有安宫牛黄丸、紫雪、至宝丹。

温开剂适用于中风、中寒、气郁、痰厥等属于寒邪痰浊内闭之证。症见突然昏倒，牙关紧闭，不省人事，苔白脉迟等。代表方剂有苏合香丸。

使用注意：

（1）辨清神昏之虚实，不可误投虚证。

（2）中病即止，神志清醒即停药。

（3）只宜丸散剂，不宜汤剂。用时用温开水化服或冲服，昏迷者鼻饲给药。

（4）表证未解、阳明腑实、温病后期所出现的神昏谵语，不能作为闭证对待，应分别用解表透热或峻下热结治疗，均不可妄投开窍剂。

2. 试比较"凉开三宝"在功用、主治方面的异同。

答：安宫牛黄丸、紫雪、至宝丹均可清热开窍，治疗热闭证，合称凉开"三宝"。从功用、主治两方面分析，则各有所长。安宫牛黄丸长于清热解毒，适用于邪热偏盛而身热较重者；紫雪长于息风止痉，适用于兼有热动肝风而痉厥抽搐者；至宝丹长于芳香开窍、化浊辟秽，适用于痰浊偏盛而昏迷较重者。

四、病案分析题

辨证：痰热闭肺，内迫心包。

治法：卫营合治，宣肺豁痰开窍。

处方：生地 10g，连翘 6g，丹皮 6g，葛根 3g，麻黄 2g，杏仁 6g，牛蒡子 4.5g，生石膏 12g，竹沥 10g。安宫牛黄丸 1 粒化服，6 剂。水煎服。

第十七章　理气剂

一、单项选择题

1. E　2. E　3. A　4. E　5. C　6. D　7. D　8. A　9. E
10. B　11. C　12. C　13. D　14. D　15. A

二、填空题

1. 降逆止呃，益气清热　　　胃气虚寒
2. 肝郁气滞　　　　　　　　半夏泻心汤
3. 行气散结，降逆化痰
4. 香附
5. 痰涎上壅于肺
6. 定喘汤
7. 降气平喘，祛痰止咳
8. 胃气虚弱，痰浊内阻
9. 风寒外束，痰热内蕴
10. 天台乌药散

三、简答题

1. 使用理气剂应注意些什么？

答：（1）首先应辨清气病之虚实，勿犯虚虚实实之戒。若气滞实证，当须行气；若误用补气，则使气滞愈甚。若气虚之证，当补其虚；若误用行气，则使其气更虚。

（2）辨有无兼夹，若气机郁滞与气逆不降相兼为病，则应分清主次，行气与降气配伍使用。

（3）理气药多属芳香辛燥之品，容易伤津耗气，应适可而止，勿使过剂；年老体弱，阴虚火旺，孕妇或素有崩漏吐衄者，更应慎用。

2. 苏子降气汤为治喘之剂，说明其配伍当归、肉桂的意义。

答：苏子降气汤主治上实下虚喘咳证，乃由痰涎壅肺，肾阳不足所致。其病机特点为"上实下虚"。"上实"，是指痰涎上壅于肺；"下虚"，是指肾阳虚衰于下。肉桂温补下元，纳气平喘，以治下虚；当归既治咳逆上气，又养血补肝润燥，同肉桂以增温补下虚之效。

3. 半夏厚朴汤的使用禁忌是什么？

答：半夏厚朴汤中多辛温苦燥之品，仅适宜于痰气互结而无热者。若见颧红口苦，舌红少苔属于气郁化火，阴伤津少者，虽具梅核气之特征，亦不宜使用本方。

4. 简述旋覆代赭汤中生姜用量独重的用意。

答：旋覆代赭汤中生姜用量独重，寓意有三：一为和胃降逆以增止呕之效；二为宣散水气以助祛痰之功；三可制约代赭石的寒凉之性，使其镇降气逆而不伐胃。

四、病案分析

辨证：忧思过度，气机郁滞所致六郁之证。

治法：行气解郁。

处方：越鞠丸加木香、厚朴。

香附 10g　川芎 10g　苍术 10g　栀子 10g　神曲 10g
木香 10g　厚朴 10g

水煎服

方义分析：方中香附辛香入肝，行气解郁为君药，以治气郁。川芎辛温入肝胆，为血中气药，既可活血祛瘀治血郁，又可助香附行气解郁；栀子苦寒清热泻火，以治火郁；苍术辛苦性温，燥湿健脾，以治湿郁；神曲味甘性温入脾胃，消食导滞，以治食郁，四药共为臣药加木香、厚朴以增强行气解郁之功。

第十八章　理血剂

一、单项选择题

1. D　2. C　3. A　4. E　5. A　6. B　7. C　8. B　9. C
10. E　11. B　12. A　13. D　14. E　15. B

二、填空题

1. 川芎

2. 消法

3. 益气活血

4. 芒硝　　桃仁、桂枝

5. 温经散寒，养血祛瘀

6. 全当归

7. 黄土汤

8. 收涩止血

9. 胸中血瘀证

10. 小蓟饮子

三、简答题

1. 补阳还五汤的主治证是什么？有哪些主要临床表现？

答：主治中风之气虚血瘀证。症见半身不遂，口眼歪斜，言语不利，口角流涎，小便频数或遗尿失禁，舌暗淡，苔白，脉缓无力。

2. 临床运用活血祛瘀剂时，为何常配伍理气药？

答：根据气为血帅，气行则血行之理，故临床运用活血祛瘀剂时，常配伍理气之药，以加强活血祛瘀的作用。

3. 十灰散中，栀子与大黄的配伍意义是什么？

答：由于十灰散主治之出血证，乃因火热炽盛，气火上冲，损伤血络所致。故用栀子、大黄清热泻火，挫其鸱张之势，可使邪热从大小便而去，使气火降而助血止。

4. 小蓟饮子中何为君药，为什么？

答：小蓟。小蓟饮子主治热结下焦之血淋、尿血，此证乃因下焦瘀热，损伤膀胱血络，气化失司所致。方中小蓟甘凉入血分，功擅清热凉血止血，又可利尿通淋，尤宜于尿血、血淋之症，是为君药。

5. 黄土汤的配伍特点是什么？

答：黄土汤的配伍特点是寒热并用，标本兼顾，刚柔相济。刚药温阳而不伤阴，柔药滋阴又不损阳。

四、病案分析

辨证：正气亏虚，气虚血滞，脉络瘀阻。

治法：补气，活血，通络。

处方：补阳还五汤加牛膝、石菖蒲。

生黄芪 120g　当归尾 3g　赤芍 5g　地龙 3g　川芎 3g 红花 3g　桃仁 3g　牛膝 9g　石菖蒲 10g

水煎服

方义分析：方中重用生黄芪大补元气，意在气旺则血行，使瘀去则络通，是为君药。当归尾活血通络而不伤血，是为臣药。赤芍、川芎、红花、桃仁协助当归尾增强活血祛瘀之功，为佐药。地龙通经活络，力专善走，周行全身，以行药力，亦为佐药。另加牛膝以引药下行，补益肝肾；加石菖蒲化痰开窍。

第十九章　治风剂

一、单项选择题

1. D　2. C　3. E　4. B　5. C　6. D　7. E　8. E　9. C
10. D　11. C　12. B　13. A　14. D

二、填空题

1. 川芎

2. 怀牛膝

3. 生龟板、生牡蛎、生鳖甲

4. 疏风养血，清热除湿

5. 疏风止痛

6. 消风散

7. 羚角钩藤汤

8. 肝阳偏亢，肝风上扰证

9. 肝肾阴亏，肝阳上亢，气血逆乱

10. 邪热传入厥阴，肝经热盛，热极动风

三、简答题

1. 川芎茶调散与解表剂有何区别？

答：解表剂根据"其在皮者，汗而发之"，"因其轻而扬之"的原则而立法，用辛散轻宣的药物为主组成，具有发汗、解肌、透疹等作用，主要用于六淫之邪侵入肌表，症见恶寒、发热、身痛、头痛、脉浮等。川芎茶调散为疏散外风，以治头痛的主要方剂，主治外感风邪头痛，症见

偏正头痛、或巅顶作痛、目眩鼻塞、或恶风发热、舌苔薄白、脉浮。本方多属辛散祛风之品，因巅顶之上，唯风药可以到达。方中川芎长于治少阳、厥阴经头痛，羌活长于治太阳经头痛，白芷长于治阳明经头痛，三药均是辛温香燥之品，长于发散外感风寒湿邪，又善于止痛，再辅以细辛、防风、荆芥、薄荷辛散上行，疏散上部之邪，故本方止痛之效较解表剂强，而且对于头风疼痛之证有较好的疗效，这也是解表剂所不及之处。

2. 羚角钩藤汤主治热盛动风，为何方中不以清热泻火药为主组成？方中化痰的贝母有何意义？

答：本方证系邪热传入厥阴，阳热亢盛，热极动风所致，属热属实。治宜凉肝息风，清热止痉。方中羚羊角有较强的平肝息风作用，能清肝火、解热毒，为治肝风内动、惊痫抽搐之要药，与钩藤、桑叶、菊花等相伍，以奏凉肝息风定痉之功。火旺生风，易耗阴伤液，故佐以酸甘化阴，滋阴柔润之白芍、生地黄、甘草以增液舒筋，服之能使火平风息，阴平阳秘。方中不用清热泻火药是因为清热泻火药虽有较强的清热泻火作用，但多以治疗气分热或湿热内蕴，或湿邪化热所致病症，而无息风止痉的作用，同时清热泻火药多苦寒，易耗阴伤血、败胃，故不以清热泻火药为主。

邪热亢盛，每易灼津为痰，痰热内扰，更易发为痉厥，故方中用寒凉之贝母以清热化痰、凉心解郁。

3. 羚角钩藤汤、镇肝熄风汤、大定风珠在功效、主治上有何异同？

答：羚角钩藤汤、镇肝熄风汤、大定风珠均为平肝息风之剂，适用于内风所致的病症，症见眩晕、抽搐痉厥、语言不利、或卒然昏倒、不省人事、口眼歪斜、半身不遂等，然三方在功效和主治上各有其特点。

羚角钩藤汤以清泄肝热，息风止痉之羚羊角和钩藤为主药，故清热、凉肝、息风止痉之力大，主要用于肝经热盛，热极动风所致的高热、惊风、抽搐等症。

镇肝熄风汤是用引血下行，降逆平冲，镇肝潜阳的牛膝、代赭石与龙骨、牡蛎、龟板、白芍等为主辅药，故镇肝、潜阳、息风之力强。多用于肝肾阴虚，肝阳上亢，风阳上扰，气血上逆之头痛眩晕、目胀耳鸣、面红如醉，甚或中风者。

大定风珠是以滋阴药为主，佐以养血潜阳之品，如阿胶、鸡子黄血肉有情之品与滋阴潜阳的三甲、地黄、麦冬相配伍，故以滋阴潜阳而息内风之功擅长。适用于阴液大亏，邪少虚多，内风暗动之证。

四、病案分析题

病机分析（要点）：肝肾阴虚，肝阳化风，风阳上扰，故见头目眩晕、目胀耳鸣、脑部热痛、面红如醉；肾水不能上济心火，心肝火盛，则心中烦热；肝阳偏亢，气血逆乱，则肢体渐觉不利。

辨证：肝肾阴虚，肝阳化风。

治法：镇肝息风，滋阴潜阳。

处方：镇肝熄风汤。

怀牛膝 30g　代赭石 30g　生龙骨 15g　生牡蛎 15g　生龟板 15g　生白芍 15g　玄参 15g　天冬 15g　生麦芽 10g　茵陈 10g　川楝子 10g　甘草 10g

水煎服

第二十章　治燥剂

一、单项选择题

1. D　2. C　3. B　4. C　5. A　6. C　7. C　8. C　9. C
10. A　11. B　12. E　13. C　14. B　15. D

二、填空题

1. 桑叶

2. 7：1

3. 轻宣凉燥，理肺化痰

4. 清燥润肺，益气养阴

5. 百合固金汤

6. 滋养肺胃，降逆下气

7. 桑杏汤

8. 养阴清肺汤

9. 增液汤

10. 肺胃阴津耗损，虚火上炎

三、简答题

1. 轻宣外燥剂与滋阴内燥剂在组方选药上有什么特点？

答：根据发病原因的不同，燥证有外燥与内燥之分。因感受燥邪而致者，称为外燥证；因内脏阴液耗亏而致者，称为内燥证。

外燥是感受秋令燥邪所致的病证，因秋令气候有偏寒、偏热之异，故感邪后所表现的证候又有凉燥、温燥之分。

凉燥是因深秋气凉，感受凉燥，肺气不宣，津液凝聚不布
所致，症见头痛恶寒、咳嗽痰稀、鼻塞咽干、舌苔薄白，
治以辛温解表为主，常用苏叶、豆豉等组成方剂；同时，
因感受凉燥，最易伤肺，而致肺气不宣，出现咳嗽、吐痰
等症，故又常配伍宣肺止咳药和理气化痰药，如杏仁、前
胡、陈皮、半夏之类。温燥是由初秋燥热，或久晴无雨，
燥热伤肺，肺失清肃所致，症见头痛身热、干咳少痰、或
气逆而喘、口渴鼻燥、舌边尖红、苔薄白而燥或薄黄，治
宜辛凉宣肺药为主组方，常用桑叶、薄荷、连翘等为主组
方，配以贝母、枇杷叶、前胡、杏仁、天花粉、玉竹之属；
燥热重者，又当配石膏、知母、黄芩等以清热泻火。

　　内燥是各种原因造成内脏阴液耗亏所致，治宜甘寒滋
润。发病部位有上燥、中燥、下燥之分，累及脏腑有肺、
胃、肾、大肠之别。若燥在上，损伤肺阴，出现干咳咽燥、
或咳血等症，治宜清燥润肺为主，常以百合、天冬、沙参
等药组方；若燥在中，伤及胃阴，而见肌热易饥，或噎膈
反胃等症时，治宜养胃生津为主，常以石斛、玉竹、麦冬
等药组方；若燥在下，肾燥阴伤，而咽干、面赤或津亏便
秘等症，治宜滋肾养阴为主，常以地黄、玄参、女贞子等
药组方。若内燥兼有外感者，可配伍薄荷、牛蒡子、连翘
等以解表；若燥邪伤气者，可配伍党参、黄芪、炙甘草等
益气生津。

　　2. 为什么温燥伤肺不能用辛香、苦寒之品治之？

　　答：温燥之邪犯肺，易伤气阴。气阴既伤，若用辛香
走散之品，又要耗气伤阴，使已伤之气更伤，加重病情，
故不宜用。苦寒之品，尤当忌之。其一，因本病为温燥之

邪犯肺，而非实热为患；其二，味苦之品，多能化燥伤阴，故不用之。

3. 杏苏散主治燥证，方中为何配伍性偏温燥的二陈汤？

答：杏苏散功能温散凉燥，宣肺止咳，为治外感凉燥的常用方。逢深秋感受风寒燥邪，首先犯肺，犯肺之后，影响肺的肃降功能，不能通调水道，而致水饮停聚为痰，故除外感凉燥之证外，还有咳嗽、咳吐稀痰之证，治宜轻宣凉燥、宣肺化痰。方中除用苏叶发汗解表，杏仁肃肺化痰，桔梗、枳壳助杏仁宣肺利气，前胡疏风化痰外，更须配伍温燥之二陈汤，以燥湿化痰、理气和中，使寒痰、湿痰得以温化，咳吐稀痰之证自愈。因此，二陈汤在方中不但不嫌其温燥，反而切中病机。

4. 清燥救肺汤与百合固金汤均能治疗燥咳，其临床应用有何不同？

答：清燥救肺汤与百合固金汤均能治疗燥咳之证。然清燥救肺汤为清燥润肺之剂，其所治燥咳为外感温燥犯肺，气阴两伤而致；症见头痛身热，口干口渴，鼻干咽干，咳嗽气逆，痰黏不利，或干咳无痰，或干咳少痰，舌干无苔等肺燥津伤之候。百合固金汤为养阴清热，润肺化痰之剂，其所治燥咳系由肺肾阴虚，虚火上炎所致；症见咽燥喉痛，咳嗽气喘，痰中带血，手足烦热，舌红少苔，脉象细数等阴虚内热之象。

5. 麦门冬汤方中用半夏的意义？

答：麦门冬汤为治阴虚内热，肺叶受灼之肺痿的常用方。方中以养阴清热，补气生津之品为主组方。方中配以少量半夏，其性温味辛苦，性虽温，但用量很少，又得各甘润生津之药制约，则燥烈之性所存无几；辛开苦降以和胃气，燥湿化痰以止呕吐，因而辛燥之半夏在方中具有反佐润燥之功，辛开苦降，胃气得通，脾能散津，上归于肺，使肺津复而虚火降，燥得润，则逆气降，咳逆止。

四、病案分析题

病机分析（要点）：肺胃阴伤，津不上承，则咽干口燥；胃阴不足，失和气逆则呕吐；肺伤而不布津，则脾津不能上归于肺而聚生浊唾涎沫，随肺气上逆而咳出；舌红少苔，脉虚数为阴虚内热的佐证。

辨证：肺胃阴虚，肺胃失和。

治法：滋养肺胃，降逆下气。

处方：麦门冬汤。

麦门冬 50g　人参 9g　半夏 9g　　粳米 6g　甘草 6g　大枣 3 枚

水煎服。

第二十一章　祛湿剂

一、单项选择题

1. C　2. B　3. D　4. A　5. B　6. B　7. B　8. B　9. D
10. A　11. B　12. D　13. C　14. D　15. C　16. B
17. C　18. A　19. A　20. B　21. B　22. A

二、填空题

1. 平胃散

2. 湿滞脾胃　　脘腹胀满，舌苔厚腻

3. 燥湿运脾，行气和胃

4. 苍术　　燥湿运脾

5. 解表化湿，理气和中

6. 茵陈蒿汤

7. 清热泻火，利水通淋　　　热淋

8. 杏仁、白蔻仁、薏苡仁

9. 宣畅气机，清利湿热

10. 利水渗湿，温阳化气

11. 益气祛风，健脾利水

12. 温阳化饮，健脾利水

13. 温阳健脾，行气利水

14. 温补脾肾，利水渗湿

三、简答题

1. 祛湿剂的分类及代表方分别是什么？

答：祛湿剂共分六类。化湿和胃剂，代表方为平胃散；清热祛湿剂，代表方为茵陈蒿汤；利水渗湿剂，代表方为五苓散；温化寒湿剂，代表方为苓桂术甘汤；祛湿化浊剂，代表方为完带汤；祛风胜湿剂，代表方为独活寄生汤。

2. 平胃散的主治病证及临床表现有哪些？

答：平胃散主治湿滞脾胃证。临床表现为脘腹胀满，不思饮食，口淡无味，恶心呕吐，嗳气吞酸，肢体沉重，怠惰嗜卧，常多自利，舌苔白腻而厚，脉缓。

3. 简述大黄在茵陈蒿汤中的作用与配伍意义。

答：茵陈蒿汤中用大黄，主要取其能通利大便导泻，又可逐瘀，使瘀热从大便而下；加之茵陈、栀子利胆退黄清热，引热从小便而去，从而起到清热利湿退黄作用。

4. "治湿不利小便,非其治也"的意义是什么?

答:"治湿不利小便,非其治也",是强调利小便是祛除湿邪最快捷,最迅速有效的方法之一。因此凡是湿邪较盛的水肿,小便不利,癃闭,泄泻等,均可首先选用猪苓、茯苓、泽泻等利小便祛湿邪之药,否则就是未抓住要害,"非其治也"即指此而言。

5. 真武汤与实脾散在功用、主治方面有何异同?

答:真武汤与实脾散均治阳虚水肿,皆具温补脾肾,利水渗湿之功。真武汤偏于温肾,温阳利水之中兼以敛阴柔筋,缓急止痛,主治肾阳不足,水湿内停之小便不利、浮肿者;实脾散温脾助阳之力更胜,且兼行气导滞,主治脾肾阳虚水肿兼有胸腹胀满等气滞见症者。

四、病案分析题

1. 辨证:外感风寒,内伤湿滞。

治法:解表化湿,理气和中。

方药:藿香正气散。

藿香 15g   紫苏 10g   白芷 10g   半夏 10g   陈皮 6g
白术 10g   茯苓 10g   厚朴 10g   大腹皮 6g   桔梗 6g   甘草
3g   生姜 3g   大枣 3 枚

2. 辨证:湿热阳黄证。

治法:清热利湿退黄。

方药:茵陈蒿汤加减。

茵陈 30g   栀子 10g   大黄 10g   黄柏 10g

3. 辨证:湿热壅结下焦。

治法:清热散结,通阳利水。

方药:八正散加减。

　　木通　车前子　栀子　甘草　瞿麦　蓄各9g　大黄
6g　滑石25g　　肉桂3g（焗服）　　生黄芪15g　黄柏6g

第二十二章　祛痰剂

一、单项选择题

1. D　2. A　3. E　4. D　5. B　6. A　7. C　8. D　9. D
10. A　11. C　12. B　13. E　14. C　15. B　16. C
17. B　18. E

二、填空题

1. 陈久

2. 主

3. 收敛　散中有收　欲劫之而先聚之

4. 气顺则痰自消

5. 清胆和胃

6. 热痰

7. 二陈汤

8. 痰稠色黄

9. 二陈汤

10. 风痰眩晕

三、问答题

　　1. 二陈汤的方名是什么意思？方中陈皮、半夏相伍有
何意义？为什么用酸敛之乌梅？

　　答：二陈汤系由半夏、陈皮、茯苓、甘草、生姜、乌
梅组成，方中以半夏、陈皮为主要部分，其半夏、陈皮乃
属于六陈中二陈。因半夏、陈皮均为辛温燥烈之品，陈久

者，则温中而无燥热之患，行气而无峻削之虞，为中州之圣剂。故《成方切用》说："局方陈皮半夏贵其陈久，则少燥散之性，故名二陈。"并以汤剂服之，故名"二陈汤"。

半夏为治湿痰之要药。湿痰乃由脾弱不能制湿，湿因脾阳，运化失司，水湿凝聚而成。半夏、陈皮辛温而燥，同入脾胃经，而半夏功专燥湿化痰，陈皮擅长燥湿醒脾，二者相须为用，能增强燥湿化痰的作用，使湿去则痰无由以生。同时陈皮又为芳香行气之佳品，《证治准绳》中庞安常曰："善治痰者，不治痰而治气，气顺则一身津液亦随气而顺矣。"故二陈相伍，以陈皮理气而助半夏化痰，使气顺则痰易消，气化则痰亦化，合乎"治痰先治气"之说。

方中半夏、陈皮、生姜均属温燥之品，若无以少量乌梅益津开胃，则湿虽去而津亦伤；同时取其收敛肺气，与半夏、陈皮相伍，散中有收，使痰去而不致耗伤正气，有相得益彰之功；且甘草与乌梅同用甘酸化阴，以可监制半夏、陈皮燥散之性。

2. 祛痰剂中为何常配以理气药？

答：痰随气而升降，气行则痰行；同时痰多黏滞，易阻滞气机，故祛痰剂中常配伍理气药。

3. 你是怎样理解"善治痰者，治其生痰之源"这句话的？

答：脾为生痰之源，脾虚运化无力，则痰湿内停。此时不但祛除已生之痰，还要治其生痰之源，健脾助运，标本兼顾，即"善治者，治其生痰之源"。

4. 何谓"肺为贮痰之器"?

答：肺主肃降，通调水道。如果肺失肃降，不通调水道使水液下输膀胱，则会发生痰饮储蓄于肺，即"肺为贮痰之器"。

5. 何谓祛痰剂?

答：凡以祛痰药为主组成，具有消除痰饮作用，治疗各种痰病的方剂，统称为"祛痰剂"。

6. 何谓热痰证?

答：痰与热邪相搏所致的病证称"热痰证"。证见咳嗽痰黄，黏稠难咯，苔黄腻，脉滑数，以及由痰热所致的胸痛、眩晕、惊痫等。

7. 痰与饮之关系如何?

答：痰与饮，异名而同类，都是水液代谢局部障碍的病理产物。一般以浓度较大，较为黏稠的为痰；而浓度较小，较为清稀的为饮。

8. 何谓润燥化痰剂?

答：润燥化痰剂又称"润肺化痰剂"，常用润肺化痰药如贝母、瓜蒌等为主组方，治疗燥痰证。

四、论述题

1. 祛痰剂、理血剂、祛湿剂、消食剂中为何常配理气药?

答：因为痰性黏滞易阻滞气机，故配理气剂以行气导滞。此外，气行则痰行，用理气药还有利于痰涎的排除。瘀血阻滞则气机不行，故配理气药行气导滞。此外，气行则血行，用理气药还可加速瘀血之排除。湿为阴邪，其性重浊黏滞，易阻滞气机，故用理气药导滞。此外，气行则湿行，用理气药有利于湿邪排除。食本为营养物质，但停滞于胃则成有形之邪，易致脾胃之气上下不行，故配理气药行气和胃；同时还可使脾胃气机调畅，食积难以停留。

2. 你是怎样理解张景岳所说"善治痰者，惟能使之不生，方是补天之手"这句话的？

答：这句话指治病要求本，要研究生痰之由。一般来说，痰的生成与肺、脾、肾关系最为密切。"肺为贮痰之器"，如肺失肃降，水液不能下输膀胱，则滋生痰涎；"脾为生痰之源"，如脾虚失运，则水湿停聚为痰；"肾主水"，如肾虚则不能化气行水，水饮上泛为痰饮。不能见痰仅知祛痰，而要根据痰与脏腑的关系，同时治肺、脾、肾，才能使痰之不生。

五、病案分析题

病证：不寐证。

病机：肝胆郁热夹痰，上扰心神，神志不安。

治法：清胆豁痰安神。

方药：温胆汤加减。

陈皮 4.5g　半夏 9g　茯苓 9g　炙甘草 6g　枳实 3g　竹茹 9g　石菖蒲 6g　水煎服

方义分析：方中半夏为君，燥湿化痰。竹茹为臣，清胆腑而和胃气。陈皮、枳实理气化痰，以治脘腹胀满不适，又使气顺则痰消；茯苓健脾渗湿，使脾健痰不生，湿去痰难聚；菖蒲化湿豁痰，宁心安神，以上共为佐药。炙甘草调和诸药为使。诸药合用，共奏清胆和胃，豁痰安神之功。

第二十三章　消食剂

一、单项选择题

1. A　2. B　3. D　4. B　5. C　6. A　7. E　8. A　9. D

二、填空题

1. 消法
2. 消食化滞　　健脾消食
3. 山楂　神曲　莱菔子
4. 健脾丸
5. 健脾丸

三、简答题

消食剂和泻下剂均能攻积导滞，二者应如何区别应用？

答：消食剂与泻下剂均能消除体内有形之实邪，但在临床上要区别运用。消食剂多属渐消缓散之剂，适用于病势较缓的食积证；而泻下剂多属攻逐之剂，适用于病势较急、积滞较重之食积证。若应泻而用消，则病重药轻，其疾难愈；若应消而用泻，则病轻药重，易伤正气，病反加重。

四、病案分析

病机分析：患者食少难消、大便溏薄、脉虚弱为脾虚不运，气血生化不足所致；脘腹痞闷、苔微黄腻是食滞气机，生湿化热所致。治当健脾与消食并举。

辨证：脾虚食积证。

治法：健脾和胃，消食止泻。

处方：健脾丸。

白术 15g　白茯苓 12g　人参 10g　木香、黄连、甘草各 6g　神曲、陈皮、砂仁、麦芽、山楂、山药、肉豆蔻各 9g　水煎服

第二十四章　驱虫剂

一、单项选择题
1. C　2. A　3. C　4. C　5. A

二、填空题
1. 温脏安蛔
2. 乌梅

三、简答题
简述黄连、黄柏在乌梅丸中的作用。

答：乌梅丸主治肠寒蛔厥证，方中配伍黄连、黄柏的意义有二：一是据"蛔得苦则下"，用黄连、黄柏之苦以下蛔；二是清解因蛔虫上扰、气机逆乱所生之热。

四、病案分析
辨证：脾胃虚寒，湿热未尽。

治法：温中祛寒，清热燥湿，兼涩肠止痢。

处方：乌梅丸。

乌梅 6g　黄连 6g　当归 9g　干姜 9g　细辛 6g　黄柏 6g　党参 15g　桂枝 6g　川椒 6g　熟附子 9g　水煎服

方义解析：方以桂枝、附子、干姜、细辛、川椒诸多温热之品，温中祛寒，振奋阳气，合人参温补中焦阳气，助脾之运化；黄柏、黄连清热燥湿，以清肠中湿热之邪；

当归养血活血，川椒理气行滞，两药相配，调气行血，有益于肠道湿热的消除。反复泻痢，精微耗散，故用乌梅丸涩肠止痢，收敛精气。全方寒热并用，补涩同施，故久痢可愈。